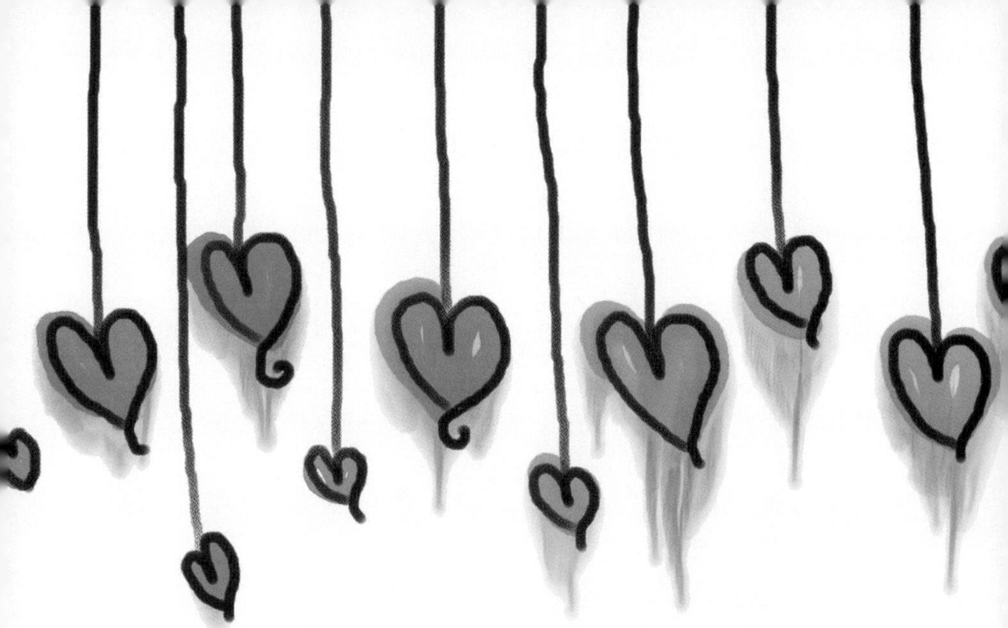

팩트체크, 아이 정신건강

서울대 소아정신과 출신 교수들의 분석과 진단

대한신경정신의학회 출판부

목 차

1. 영유아기

2. 아동기

3. 청소년기

4. 논쟁

발간사

정신건강은 누구에게나 가장 중요한 '마음'의 이야기

'팩트체크, 아이 정신건강'

이제야 이런 책이 나왔다는 것이 너무 늦은 감이 들지만, 지금이라도 나왔다는 것이 정말 기쁜 일이다. 발간을 진심으로 축하드린다.

우리나라는 의학지식에 대해서 모든 국민들이 전문가인 듯하다. 근거 없는 의학 정보가 넘쳐난다. 특히 아이들과 관련된 의학 정보는 아이를 키우는 부모들에게는 정말 중요하다. 어떤 내용을 믿어야 할지, 어떤 정보가 옳은 것인지 판단하기 쉽지 않다. 이런 와중에 대한신경정신의학회 청소년특임위원회에서 과학적 근거에 기반하여 아이들의 정신건강에 대한 내용을 팩트체크한 이 책의 발간은 시의적절하다.

아이를 낳아 기른다는 것은 말할 것도 없이 흔하고 평범한 일이다. 헤아릴 수 없이 먼 옛날부터 수도 없이 반복되어온 일이다. 의학이니 과학이니 하는 것들이 태동하기도 전부터 모든 인간은 각자의 어머니 배 속에서 태동해왔다. 골치 아픈 학문 따위 없이도 아이를 낳고 키우는 일은 언제나 그럭저럭 잘 이루어져 왔다. 그럼에도 불구하고 부모가 된다는 것은 여전히 막막하고 어렵다. 수백만 년을 거듭해왔으니 이제 인간이라면 누구라도 거뜬하게 해낼 일상일 법한데도 그러하다. 완벽하게 아이를 키우고 싶지만 누구도 왕도를 알려주지 않는다. 주변에서 가타부타 말은 많지만 어디에 귀를 기울여야 할지 판단하기도 쉽지 않다. 주머니 속 휴대폰만 잠깐 꺼내어 두드려보아도 답을 알려주겠다는 말들은 넘쳐나지만 도통 뭐가 맞는 것인지를 알기 어렵다. 하물며 우리 아이의 정신건강이라니!

소아정신과 전문의 선생님들이 이 책에서 풀어내는 서른 개의 질문들은, 아이를 키워 봤다면 누구라도 공감하지 않을 수 없는 질문들이다. 그런 질문들에 전문적인 지식을 바탕으로 어렵지 않고 흥미롭게 풀어내는 해답들을 보는 재미에 책장을 넘기는 맛 또한 일품이다. 아이를 키우는 부모에게, 아이를 계획 중인 부부에게, 누구에게라도 추천하지 않을 수 없는 책이다.

이 책은 대한신경정신의학회에서 직접 출판하는 최초의 책이기도 하다. 그만큼 아이의 정신건강이 중요하고, 사실에 근거한 정확한 사실을 알려주는 것이 필요하다고 생각했기 때문이다. 200년 전 필립 피넬이 '정신병자'로 낙인찍힌 이들의 쇠사슬을 끊었고, 150년 전 프로이드는 신경증 환자들의 이야기에 귀를 기울였다. 그 뒤로 정신의학은 눈부신 발전을 거듭해왔고 학문적으로 크나큰 성과들을 많이 거두어왔다. 대한신경정신의학회가 대표하는 우리나라의 정신의학의 역사 역시 마찬가지다. 대한신경정신의학회는 이제 정신건강이 누구에게나 가장 중요한 '마음'의 이야기라는 것을 보다 널리 알리고자 한다. 누구라도 '마음'을 들여다보지 않고서는 행복해지기 어렵다는 것을 알리고자 한다. '팩트체크, 아이 정신건강'은 대한신경정신의학회가 내딛는 새로운 발걸음의 첫 단추로써 그 의미가 깊을 수밖에 없는 귀중한 책이다. 훌륭한 책이 출간되기까지 애써주신 대한신경정신의학회 청소년특임위원회 위원장 김재원 교수와 위원들인 서울대학교어린이병원 소아정신과 출신의 김경민, 김수연, 김준원, 김혜빈, 이정, 최재원, 최치현, 홍순범 교수들께 깊은 감사와 축하의 말씀을 드린다. 책을 읽기 쉽고 보기 편하게 만들어주신 상인숙 작가 겸 편집자께도 진심으로 감사드린다. 대한신경정신의학회 출판부의 첫 책, '팩트체크, 아이 정신건강'의 발간을 다시 한번 진심으로 축하드리고 이 책을 통해 많은 부모님들이 도움을 받았으면 한다.

2019년 8월

대한신경정신의학회 이사장 권 준 수

서문

올바른 의학 지식을 전달하는 믿을만한 책으로 자리매김 하기를

-서울대 소아정신과 출신 교수들이 검증한 소아청소년 정신건강 지식

언제부터 내가 이런 책을 쓰고 싶어 했나? 생각해보면 10여 년 전으로 거슬러 올라간다. 그 해 수능 시험 한 달 전의 일이었다. 진료실에 학부모가 학교에서 보낸 가정 통신문을 들고 들어왔다. 이 통신문은 지금까지도 보관하면서 가끔 강의 자료로 활용한다. 아래에 내용을 옮겨본다.

"주의력결핍과잉행동장애(ADHD)의 치료에 사용되는 '염산메칠페니데이트' 제제가 '공부 잘하는 약'으로 처방되어 일부 수험생 등에게 장기 복용토록 함으로써 중독성과 부작용 등이 발생하는 등 국민 건강에 심각한 위해를 야기할 우려가 있다고 언론을 통해 사회적 문제로 계속 제기되고 있습니다."

집중력 약의 중독 위험성은 지극히 낮다고 설명하며 부모를 안심시켰으나 이와 같은 일은 한 번으로 끝나지 않았다. 마치 데자뷰처럼 대학 입시 때만 되면 언론에서 집중력 약의 중독성에 대해 보도했다. 약물 오남용의 위험을 경고하는 취지는 이해가 가나, 대부분의 보도 내용은 과학적 사실에 근거한 것이 아니었다.

마찬가지로 '예방접종이 자폐증을 일으키나요?'와 같은 질문은 사람들에게 잊힐 만하면 연구 결과가 발표되거나 언론에 보도되며 논쟁이 재개되곤 했다. 의학적으로 근거가 확립된 주제에 대한 논쟁이 반복적으로 제기되며 불필요한 논의로 이어졌다. 논란에 종지부를 찍을 수 있는 근거가 충분한 쟁점임에도 불구하고, 소모적인 담론이 되풀이되며 사람들의 오해와 불안이 양산되는 것을 지켜보면서 마음이 편하지만은 않았다.

물론 의학이 만고불변의 진리는 아니기에, 지금까지의 진실을 뒤집는 근거가 새로 나올 수 있다. 하지만 의학자로서 사실에 근거해 세상을 바라보고 이해하는 태도와 관점을 견지하며, 의료인으로서 올바른 의학과 건강 지식을 선별하고 검증하여 대중과 나누는 것이 중요한 책무라고 생각했다.

이 책을 만들기 위해 대한신경정신의학회 청소년특임위원회 위원들과 같이 작업을 했다. 공교롭게도 모두 서울대학교어린이병원 소아정신과에서 전임의 수련을 받고 현역 교수로 일하고 있다는 공통점이 있었다. 모두 책의 취지에 전적으로 동감했고, 수련 배경이 같았기에 작업하며 호흡도 잘 맞았다.

이 책에서 던지는 30개의 질문은 다음의 과정을 거쳐 선정됐다. 먼저 지난 10년간의 언론 보도를 검색하여 소아청소년 정신건강 관련 내용 중 반복적으로 보도되며 언론과 대중의 주목을 받았던 주제를 정리했다. 더불어 소아정신과에 온 부모에게 설문 조사를 해서 대표적인 궁금증을 선별했다. 책에서 다룰 소주제의 목록을 정리한 후에는 저자들이 분담하여 각 소주제별로 가장 과학적이고 믿을 수 있는 문헌을 검색해서 정리했다. 문헌 중에서는 의학 연구에서 근거 수준이 최상위인 메타 분석(meta-analysis)과 체계적 문헌 고찰(systematic review) 연구를 우선적으로 선택했다. 또한 유수한 의학 학회에서 제시하는 진료 지침(practice parameter, clinical guideline 등)이나 정책 성명서(policy statement) 등 신뢰할 수 있는 문헌을 찾아서 검토하고 정리했다. 알려진 바와 같이 외국에서는 전문가 집단인 학회를 중심으로 연구에 근거한 정책 성명서를 정기적으로 만들어서 공표하고 있다. 이런 과정들을 통해 대중과 소통하려고 노력하는 것이 부러웠고 우리가 배우고 본받아야 한다고 생각했다.

원고를 만들기 위해 저자들은 정기적으로 모여서 책에서 인용할 참고 문헌의 근거 수준과 내용을 1년 여에 걸쳐 검토했다. 동시에 저자 각자가 담당한 소주제의 글을 쓰기 시작했다. 30개의 궁금증에 대한 답변을 쓴 셈이다. 의료인이 아닌 독자의 눈높이를 생각하여 최대한 이해하기 쉽게 설명하려고 노력했다. 하지만 논쟁을 정리하기 위해서는 참고 문헌의 전문 내용에 의존할 수밖에 없었다.

책의 목차는 소주제를 연령대로 나누고 소아청소년 정신의학의 논쟁 부분을 별도의 소목차로 구분하여 총 4부로 구성했다. 소주제에 따라 내용이 어려운 것도 있지만, 대부분 쉽게 읽힐 것이다. 책을 처음부터 끝까지 전부 읽지 않아도 된다. 자신이 관심 있는 주제만 찾아서 읽는 것도 좋겠다.

마지막으로 대한신경정신의학회의 권준수 이사장님과 이사회의 이사 분들께 감사하다는 말씀을 드리고 싶다. 학회 이사회에서 이 책의 취지를 설명하고 기획안을 보고했을 때 이사장님께서 좋은 아이디어라며 흔쾌히 격려하고 지원해 주셨기에 이 책이 나올 수 있었다.

모쪼록 이 책이 올바른 의학 지식을 전달하는 믿을 수 있는 책 중 하나로 자리매김하기를 바란다. 바라건대 10년에 한 번은 그 사이의 새로운 근거를 정리하여 개정판을 내려고 한다.

2019년 8월

대한신경정신의학회 청소년특임위원회 저자를 대표하여

김재원

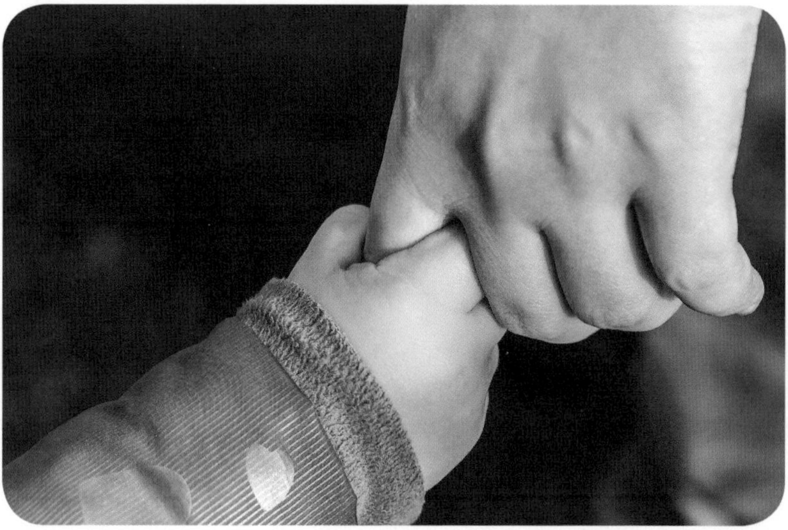

1. 영유아기

아이 버릇 고치는 데 엉덩이 좀 때리면 안 되나요?

아이는 언제부터 기억하나요?

스마트폰, 어릴 때부터 보면 말이 늦어지나요?

틱이 있으면 언제까지 지켜봐도 되나요?

자주 욱하는 아이는 분노조절장애인가요?

아빠가 양육에 동참하는 게 좋나요?

아이가 말이 늦는데 병원에 가봐야 할까요?

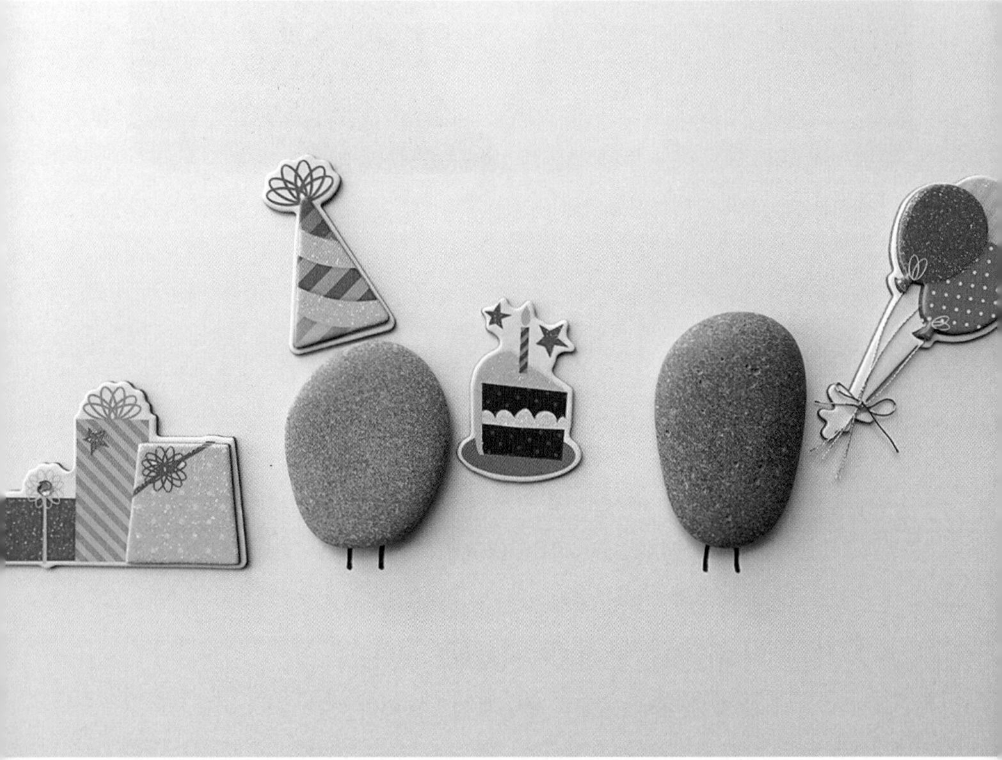

아이 버릇 고치는데 엉덩이 좀 때리면 안되나요?

아이가 말도 안 되는 걸로 생떼를 쓸 때 "너 자꾸 이러면 맴매한다."라고 엄포를 놓은 적이 있는가? 실제 엉덩이를 때리기도 한 기억은 부모라면 대부분 있을 것이다. 과연 '사랑의 매', 아이를 훈육하기 위한 체벌은 아이에게 어떤 영향을 줄까?

부모가 되어 아이를 체벌하고 싶은 사람은 없다. 대부분의 부모는 아이의 문제 행동을 즉각적으로 중지시킬 목적으로 어쩔 수 없이 체벌하게 된다. 소아정신과 의사도 예외가 아니다.

외국에서 태어나고 자라난 지인이 아이를 훈육할 때 집 밖으로 데리고 나가서 말로 타이르는 것을 보고 처음에는 이해가 되지 않았다. 말을 제대로 알아듣지 못할 나이인데 저렇게 하는 게 소용이 있나 하고 생각했다. 저럴 바엔 차라리 따끔하게 혼을 내주는 게 더 효과가 나지 않을까 하는 생각도 함께 했다.

1998년에 미국소아과학회(American Academy of Pediatrics)에서 '효과적인 훈육 지침'[1]을 제안한 이래로 20년 만인 2018년에 그간의 새로운 연구 결과와 최신 지견을 종합하여 '건강한 아이로 키우기 위한 효과적인 훈육(Effective discipline to raise healthy children)'이라는 정책 성명서(policy statement)를 내놓았다[2]. 전문가 집단이 이렇게 정기적으로 연구에 근거한 정책 성명서를 만들고 공표함으로써 대중과 소통하려고 노력하는 것은 우리가 배우고 본받아야 한다.

2018년의 정책 성명서에는 체벌이 뇌 발달에 어떤 영향을 미치는지 연구한 결과가 포함되었다. 연구 대상자 수가 적지만 하기 어려운 연구이기에 인용한다. 어려서부터 반복적으로 심한 체벌을 받아온 18-25세 사이의 성인 23명과 정상 대조군 22명의 뇌 자기공명영상(MRI)을 촬영하여 뇌 구조에 차이가 있는지 분석했다[3]. 심한 체벌은 12세 이전에 시작되어 최소한 3년 이상, 1년에 12회 이상 체벌이 있었던 경우로 정의했다. 심한 체벌을 받은 집단에서 정상 대조군에 비해 전전두엽의 여러 영역에서 회백질(gray matter)의 부피가 감소되었고 이는 인지 기능(IQ)의 저하와 상관관계가 있었다. 체벌이 뇌와 인지 기능의 발달에 부정적인 영향을 미쳤다는 뜻이다.

한편 2014년에 출판된 한 연구에서는 목소리를 녹음하여 일상생활에서의 부모-자녀 관계를 알아보고자 했다[4]. 소규모 연구이기는 하지만 재미있는 시도여서 소개한다. 총 33 가족을 녹음했는데 이중 반수 정도인 15 가족에서 아이를 체벌했다. 대부분의 부모가 말로 훈육한 후 평균 30초 지나서 체벌했다. 이는 체벌이 계획적으로 이루어졌다기보다는 부모가 충동적이고 감정적으로 반응했을 뿐이란 걸 뜻한다. 체벌의 효과는 오래가지 못했고 3분의 2 이상의 아동이 체벌 후 10분 이내에 문제가 되었던 행동을 다시 보였다. 즉 체벌은 문제 행동의 즉각적인 통제에도 도움이 되지 않았다.

2016년에 출판된 한 메타분석 연구에는 160,927명이 분석에 포함되었는데, 체벌은 행동 수정의 효과가 없고 체벌을 받은 아이가 이후 반사회적 행동과 공격성을 보일 위험이 높음을 확인했다[5]. 이 연구가 부모의 체벌과 아동의 문제 행동 사이의 상관관계를 설명할 수는 있지만 인과 관계를 확립하기는 어렵다는 지적과 비판이 있었던 것도 사실이다. 하지만 체벌의 후유증을 규명하기 위한 실험 디자인을 한다는 자체가 연구 방법론적으로나 윤리적으로 어렵다는 것도 감안해야 한다. 이 연구를 포함하여 1998년 이후 20여 년 간 축적된 부모의 체벌 관련 연구의 결과를 종합하면 아래와 같다.

(1) 18개월 미만의 아동에서는 체벌이 신체 손상의 위험을 증가시킨다.

(2) 반복된 체벌은 아동의 공격 행동을 증가시키고 부모-자녀 관계에 부정적인 영향을 미칠 수 있다. 이외에 아동기의 도덕관념 내재화와 자존감에도 부정적인 영향을 미친다.
(3) 체벌은 청소년기와 성인기의 반항과 공격 행동, 알코올과 약물 남용 같은 정신건강 문제와 인지 발달 문제의 위험을 높인다.
(4) 체벌의 해로운 영향은 학대로 인한 영향과 다를 바가 없다.

이 중 마지막 문장에 특히 주목해야 한다. 체벌과 학대는 동일한 수준으로 아이에게 해로운 영향을 미칠 수 있다는 뜻이다. 우리는 체벌과 학대를 분명하게 구분 지을 수 있다고 생각하지만 실제로 이 둘 사이의 경계는 매우 모호하다.

체벌은 학대로 이어질 가능성이 높다. '이상한 정상 가족'[6]에서 김희경이 썼듯이 사람들은 소위 정상 가족에서 허용하는 체벌과 비정상 가족에서 일어나는 학대가 서로 다르다고, 체벌과 학대의 경계는 분명하다고 생각한다. 하지만 우리나라처럼 가족주의 사회의 특성이 강한 나라에서는 특히 부모가 아이를 자신의 소유물처럼 바라보고 통제하는 경향이 있기에 체벌과 학대의 경계가 모호해질 가능성이 다른 나라에 비해 더욱 높다.

결론적으로 체벌은 아이에게 책임감과 자기 조절 능력을 학습시키는 대신 수치심과 모멸감을 안겨주고 공격성과 분노를 유발하는 데 그칠 수 있음을 명심해야 한다. 아무리 절제된 형태로 체벌을 한다고 하더라도 자칫 학대로 발전할 위험성이 높음을 잊지 말아야 한다. 연구에서 보고되는 것처럼 대부분의 체벌이 충동적으로 이루어지는 것을 감안한다면, 근본적으로 체벌은 하지 않기로 결심하는 것이 좋겠다.

"부모로서 아이의 행동을 바로잡고 싶다면 타임아웃(time out)과 같은 행동 수정 기법과 긍정 강화(positive reinforcement)를 이용한 양육 기술을 배우고 실천해 보십시오. 그것이 현명한 부모가 되는 지름길로 인도할 것입니다. 아이의 훈육을 위하여 소아정신과 의사는 언제나 부모님들을 도울 준비가 되어 있습니다."

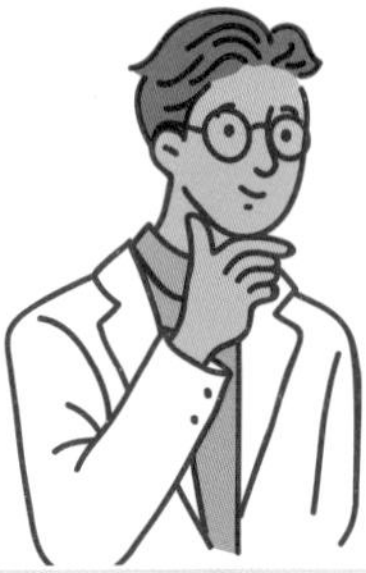

이것만은 알아두세요, 이것이 팩트

1. 체벌은 아동청소년기와 성인기의 반항과 공격 행동을 증가시키고 도덕관념의 내재화와 자존감에 부정적인 영향을 끼친다.
2. 체벌과 학대의 경계는 모호하며 체벌의 해로운 영향은 학대로 인한 영향과 같다.
3. 아이의 훈육을 위해 부모는 타임아웃과 긍정 강화를 이용한 양육 기술을 배워야 한다.

아이는 언제부터 기억하나요?

보건복지부가 최근 공개한 '어린이집 아동학대 사례 심층 분석' 연구 보고서에 따르면 어린이집에서 발생하는 아동학대가 2013년 213건에서 2015년 424건으로 2배가량 증가한 것으로 조사됐다.

어린이집이나 유치원에서 아동 학대를 당하고 소아정신과 진료실에 오는 아이와 부모를 종종 만난다. 아이가 말도 제대로 하지 못할 때 피해를 입고 자신이 당한 학대를 부모에게 제대로 얘기하지 못해서 학대로부터 오랜 시간이 지난 후에야 아동 학대가 있었음이 밝혀지는 경우가 많다. 아이가 장기간에 걸쳐 반복적으로 학대를 당했음을 알게 된 부모는 가슴이 무너져 내릴 것만 같다. 부모는 의사에게 물어본다.

"아이가 이걸 언제까지 기억할까요? 나중까지 안 좋은 기억으로 남지는 않을까요?"

답하기 매우 어려운 질문이다. 아이가 어릴 적 기억을 언제까지 간직하는지, 아동 학대와 같은 외상 사건(traumatic event)의 기억은 그렇지 않은 기억에 비해 더 오래 기억 속에 남아 있는지 등 아동기의 기억에 대해 학자들이 연구해온 결과를 정리해 보겠다.

먼저 유아 기억 상실증(infantile amnesia)이라는 현상부터 보자. 유아 기억 상실증은 어린 시절의 기억을 의식적으로 회상하지 못하는 현상을 말한다. 구체적으로는 태어난 후로부터 만 2세 이전까지 있었던 기억을 회상하여 말로 표현하는 데 어려움을 겪는 것을 말한다. 자서전이나 회고록을 쓰면서 만 2세 이전의 기억을 회고하고 서술하는 사람은 없을 것이다.

아이는 만 2세 경 자신에 대한 인지 표상(cognitive sense of self)이 출현하면서 자전 기억(autobiographical memory)을 형성하는 것이 가능해진다[1]. 만 2세 이전의 영유아는 배우고 경험하고 기억하지만 이를 '자기'에게 발생한 특정 사건으로 인지하지 못한다. 자전 기억은 언어의 발달과도 관련되는데 아이가 자신의 과거 경험을 다른 사람과 말로 나눌 수 있을 때 자전 기억이 시작된다고 볼 수 있다. 부모가 아이에게 아이의 과거에 대해 어떻게 설명하고 회고해 주는지 등의 개인과 가족, 사회문화의 차이가 자전 기억의 형성에 영향을 준다.

아이가 가장 어릴 적 기억을 언어로 보고할 수 있는 가장 어린 연령은 만 3세 정도라고 한다. 언어 발달 과정에서 만 3세 정도 되어야 제대로 된 문장을 구사할 수 있음을 감안할 때 충분히 수긍이 간다. 문장으로 이야기할 수 있어야 기억을 제대로 보고할 수 있지 않겠는가? 한편 어른들에게 가장 어릴 적 기억을 회상해보게 하면, 만 3세 이전의 사건을 보고하는 일은 드물고, 3-7세 사이는 파편적으로 기억한다[2]. 이러한 아동기의 기억 결함은 기억 형성 능력의 부족에서 비롯되는 것은 아니다. 만 5-10세 아동에게 가장 어릴 적 기억을 회상하게 해 보면 만 1세 이전이나 심지어는 생후 1개월의 사건을 회상하기도 한다. 이처럼 아동의 가장 어릴 적 기억 회상은 아동의 연령에 영향을 받는다. 연령이 어릴수록 더 어릴 적 기억을 회상한다는 뜻이다. 아이나 어른이나 나이가 들면서 이전 기억을 잊어버리는 것은 자연스러운 현상이다.

그렇다면 영유아는 외상 사건을 어떻게 기억할까?

학대나 방임과 같은 외상 사건이 일반 사건과 다르게 기억 과정에 영향을 미칠 것이라는 가설은 오래전부터 제기되어 왔다. 크게는 어린 시절의 외상 기억은 다른 기억에 비해 (1) 무의식으로 억압되기 때문에 기억을 잘하지 못한다는 가설과, (2) 스트레스와 각성 수준을 높이는 특성 때문에 더 잘 기억될 것이라는 가설이 대립되어 왔다[3]. 하지만 현재까지의 연구를 종합할 때 유아기의 외상 경험이 그렇지 않은 경험에 비해 더 잘 기억된다는 증거는 부족하다. 유아기의 외상 경험이 유아 기억 상실증이라는 장벽을 뚫고 기억되기는 어렵다는 뜻이기도 하다. 종합하면 최소한 만 3세 이전의 외상 사건은 나중에 의식 수준에서 회상되기는 어렵다는 것이 현재까지의 결론이다[4].

설령 만 3세 이후에 외상 사건을 경험하더라도 나이가 들어감에 따라 자연스럽게 그 기억을 잊어버리고 언어로 기억을 회상하지 못할 것이다. 하지만 외상 기억이 완전히 지워지지 않고 비언어적, 잠재적 기억으로 남아 있는 것은 아닌지 의문이 들 수 있다. 그런지 아닌지를 연구하기는 현재의 과학 수준으로선 매우 어렵다.

하지만 이것만은 분명하다. 아이가 본의 아니게 원치 않는 외상 사건을 경험하더라도 이후에 부모가 아이에게 좋은 경험과 기억을 계속 안겨준다면 외상 사건이 아이에게 좋지 않은 후유증으로 남지는 않을 것이다. 아이의 회복탄력성(resilience)은 부모가 노력하는 만큼 키울 수 있기 때문이다.

"아이는 만 3세가 되어야 가장 어릴 적 기억을 언어로 보고할 수 있다고 합니다. 아이가 본의 아니게 원치 않는 외상 사건을 경험하더라도 이후에 부모가 아이에게 좋은 경험과 기억을 계속 안겨준다면 외상 사건이 아이에게 좋지 않은 후유증으로 남지는 않을 것입니다. 아이의 회복탄력성(resilience)은 부모가 노력하는 만큼 키울 수 있기 때문입니다."

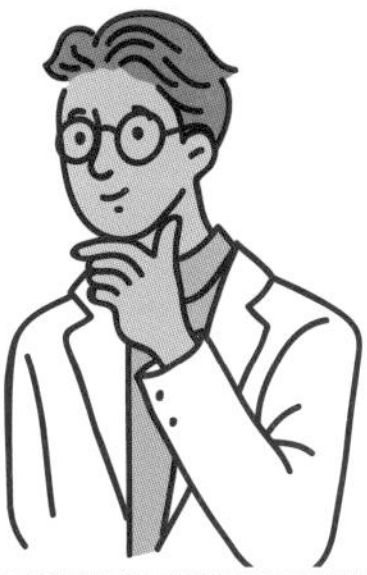

이것만은 알아두세요, 이것이 팩트

1. 유아 기억 상실증은 만 2세 이전의 기억을 말로 회상하지 못하는 현상이다.
2. 만 3세 이전의 외상 사건은 나중에 의식 수준에서 회상되기는 어렵다.
3. 부모가 아이에게 좋은 경험과 기억을 계속 안겨준다면 외상 사건의 후유증은 남지 않을 것이다.

스마트폰, 어릴 때부터 보면 말이 늦어지나요?

18개월 정도 되었을까? 남자아이가 베이비체어에 앉아 미동도 하지 않는다. 그 월령에 맞지 않게 너무 조용하다. 고개를 갸웃하며 가까이 다가가 보니, 아니나 다를까 스마트폰에서 흘러나오는 동영상에 온통 정신이 팔려 있다. 음식점은 북적대고 있었고, 자리에 앉은 어느 누구도 아이에겐 관심을 갖지 않는다. 가족인 듯한 사람들의 표정은 밝고 여유로워 보인다. 외식 장소에서 조용하게 앉아 있는 아이, 그리고 즐거운 시간을 보내는 가족들. 무엇 하나 문제 될 게 없어 보인다. 문제는 '나'였다. 시시때때로 터져 나오는 직업의식에 빨간불이 켜진다.
"아직 아이가 어린데, 스마트폰을 보여주지 마세요."

하고 싶은 이 말을 애써 목구멍으로 밀어 넣으며 서둘러 그 자리를 빠져나온다.
"남의 집 일에 웬 참견이야?"란 핀잔만 돌아올게 뻔하기 때문이다.

아기를 키우는 부모는 아이가 새로운 행동 하나만 해도 신기하고 자랑스럽다. 우리 삶 속에 깊숙이 들어와 있는 스마트폰과 관련해서도 마찬가지다.

"가르쳐 주지도 않았는데도 아이가 스마트폰으로 좋아하는 유튜브 동영상을 찾아요. 신기하지 않아요?" 하거나, 어깨를 으쓱하며 "우리 아이 똑똑하죠?"라고 묻기도 한다.

아이가 눈은 잘 마주치나요?

이름을 부르면 돌아보나요?

말은요? 말은 잘하나요?

아이가 스마트폰에 노출되는 시간이 길어질수록 가장 가까워야 할 부모와 눈을 잘 마주치지 못한다. 이름을 불러도 돌아보지도 않고 말이 늦어진다. 스마트폰이 일상화되면서 아이들은 어릴 때부터 미디어에 노출되기 시작했다. 부모는 생후 몇 개월도 안 된 아이에게 스마트폰을 안겨주었다. 스마트폰을 주면 아이가 조용해지니 부모도 좀 쉴 수 있다. 10여 년 전이라면 아기 봐주는 비디오가 했던 역할을 이제는 스마트폰이 대신하고 있다.

스마트폰의 기능은 다양해졌지만 아이들에게 미치는 영향은 비디오를 보여주던 때와 똑같다. 언어 능력과 사회성 발달이 지연된다는 것이다.

아이가 말을 하기 시작할 때는 부모가 아이에게 잘 반응해주는 것이 중요하다. 옹알이는 아이가 타인과 하는 첫 대화라 할 수 있다. 아이가 옹알이를 할 때부터 부모가 아이와 눈을 맞추고 이를 따라 해 주는 것이 좋다. 돌 정도 되어 아이가 "음마." 라고 첫 단어를 말하면 엄마는 기뻐서 "엄.마."라고 화답해준다. 엄! 마! 한 음절씩 끊어서 분명하게 대답한다. 목소리를 크게, 한 옥타브 높여서 "엄마"라는 단어를 분명한 발음으로 끊어서 말한다. 여러 차례 반복하여 아이가 "엄마"라는 말을 제대로 할 수 있도록 돕는다. 혹 아빠가 함께 있다면 슬며시 끼어든다. "아. 빠", "아. 빠." 아기가 당장은 "아빠"라고 말하지 못하겠지만, 또 하나의 단어가 기억의 회로 속으로 들어갈 것이다.

아이는 이 과정을 통해 단순히 말만 배우는 것이 아니고, 엄마의 밝은 표정과 기뻐하는 몸짓에 같이 반응한다. 엄마와의 정서적 교감을 만들어 나간다. 이를 전문 용어로 '정서적 공명(emotional tuning)'이라 한다.
언어의 발달은 부모와 자녀의 상호작용을 통해서 촉진되기에, 언어와 사회성의 발달은 밀접하게 관련되어 있다.

아이의 어휘 수가 늘어나는 것은 부모와 얼마나 많이 대화하고 같이 시간을 보내면서 상호작용을 했는지와 직접적으로 연관되어 있다. 언어 발달 초기에는 주로 부모가 아이에게 말을 걸겠지만 그 시간이 많으면 많을수록 아이의 언어 발달에 도움이 된다. 따라서 아이가 스마트폰과 같은 미디어를 혼자서 시청하도록 내버려두는 것은 부모와 상호작용할 기회를 잃어버리게 만드는 것이라 할 수 있다. 한 연구에서는 만 2세 미만의 영유아가 미디어를 혼자서 보는 1시간마다 부모와의 상호작용이 52분씩 줄어든다고 보고했다[1]. 또한 만 2세 미만의 영유아가 미디어를 1시간 볼 때마다 놀이 시간이 10%씩 줄어들었다. 아이의 자유로운 놀이는 인지와 언어 발달을 촉진시킨다고 알려져 있다.

미국소아과학회가 1999년에 발표한 미디어의 영향에 대한 정책 성명서에는 만 2세 미만의 영유아에게 TV를 보여주지 말라는 내용이 담겨 있다[2]. 2011년에 미국소아과학회에서 내놓은 개정판[3]에는 스마트폰과 같은 새로운 미디어의 영향에 대한 최신 연구 지견까지 포함되었는데, 앞서도 언급했듯이 결론은 같았다. TV, 비디오, DVD, 스마트폰이 아이의 발달에 미치는 부정적인 영향에는 차이가 없다.

결론적으로, 만 2세 미만의 영유아에게는 스마트폰을 포함한 미디어에 노출시키지 않아야 한다. 미디어를 보는 것이 영유아의 발달에 도움이 된다는 연구는 아직까지 없다. 반면 만 2세 전에 미디어에 노출되었을 때 언어 발달이 지연될 수 있다는 연구는 2012년 기준으로 최소한 14편 이상 나와 있다[4].

"사랑하는 아이에게 스마트폰을 쥐어주지 마십시오. 대신, 같이 앉아서 놀고, 말을 걸어주고, 아이가 하는 말을 귀담아 들어주세요. 아이에게 그림책이나 동화책을 읽어주세요. 아이의 언어 발달에는 부모의 역할이 매우 중요하다는 것을 잊지 마십시오. 반드시 명심해야 합니다."

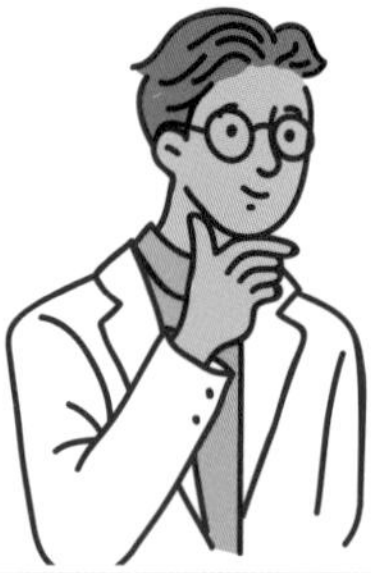

이것만은 알아두세요, 이것이 팩트

1. 아이의 언어와 사회성 발달은 부모와의 상호작용을 통해 촉진된다.
2. 만 2세 미만의 영유아에게 스마트폰을 노출시키면 언어와 사회성의 발달에 지장이 온다.

TV는 온통 나쁘기만 할까? 좋은 점은 없을까?

교육 목적으로 제작된 영상물의 효과에 대한 연구는 지속적으로 진행되어 왔는데, 대표적인 것이 ' 세서미 스트리트(Sesame Street)'라는 영상물이다. '세서미 스트리트'는 아이들의 발달을 증진시키기 위해 개발된 교육용 프로그램으로 세서미 스트리트를 시청함으로써 취학 전 아이들의 언어능력이 향상되는 결과를 보였다는 연구들이 있다[1]. 더 어린 36개월 미만의 아동을 대상으로 한 연구에서는 아이들이 시청한 프로그램에 따라서 언어능력이 향상되거나 저하된다고 보고되었다[2].

하지만 어린아이라면?
주의해야 할 점은 세서미 스트리트는 정교하게 구성된 교육용 영상 매체라는 점이다. 세서미 스트리트도 만 2세 미만의 영아에서는 오히려 언어 발달과 부정적인 관련성을 가지는 것으로 보고되었다. 세서미 스트리트의 시청 대상은 만 3세 이상의 아동으로 2세 미만의 아동을 대상으로 하고 있지는 않다. 그 이유는 만 2세 미만의 아동에게는 영상 결함(video deficit)이라는 현상이 있기 때문이다. 영상 결함이란 아이들이 똑같은 장면을 경험해도 현실 세계와 영상으로 배우는 것에는 차이가 있으며, 어린아이일수록 영상으로부터 배우는 것이 훨씬 느린 현상을 뜻한다[3]. 예를 들어 영아는 모국어와 관계없이 음운의 차이를 구분할 수 있는데, 이런 능력은 보통 12개월 이전에 특정 언어에 노출되지 않으면 사라진다. 한 실험에서는 12개월 이전의 미국 아동을 중국어에 노출시켰는데, 사람의 말소리를 통해 노출된 아이는 중국어 소리 구분 능력이 남아 있었던 반면, 영상을 통해 노출된 아이는 그 능력이 사라지는 현상을 보였다[4]. 다른 연구에서는 12–15개월 아이들에게 특정한 행동을 모방하도록 하였는데, TV를 통해서 반복 노출시켰을 때도 모방이 나아지긴 했지만, 사람을 통해 실제로 보여준 것이 TV를 통해 보여준 것보다 훨씬 모방의 수행이 좋았다는 결과가 발표되기도 했다[5]. 같은 시간에 미디어를 보기보다 어른과 상호작용함이 중요함을 알려주는 연구 결과이다. 어른과 함께 하는 순간순간 모두가 아이에게는 새로운 배움의 기회가 되는 소중한 시간인 것이다.

틱이 있으면 언제까지 지켜봐도 되나요?

"우리 아이에게 틱이 있어요."
아이가 진료실의 장난감에 정신이 팔려있는 사이에 엄마가 속삭이듯이 말한다.
집에서 휴대폰으로 찍은 동영상도 보여준다.
"아이는 자기가 틱이 있는지 몰랐으면 좋겠어요."
아이의 틱 증상으로 진료 온 부모는 종종 아이에게 알려지면 안 되는 비밀인 것처럼 의사에게 아이의 증상을 이야기한다. 이런 부모를 안심시키는 것이 소아정신과 의사가 가장 먼저 하는 일이다.

틱은 매우 흔하기 때문에 틱이 생겼다고 걱정할 필요는 없다. 학령기 아동이 틱 증상을 경험하는 비율은, 연구에 따라 차이가 있기는 하지만, 높게는 24%까지 보고되고 있다. 학령기 아동 4명 중 1명은 일시적으로든 만성적으로든 틱을 보인다는 뜻이다.

틱을 언제까지 치료 없이 지켜봐도 되는지에 앞서, 틱 증상이 어떤 자연 경과를 밟는지를 알아보자. 2013년에 미국 소아청소년정신의학회(American Academy of Child and Adolescent Psychiatry : AACAP)가 발표한 진료지침(practice parameter) [1]과 2011년에 유럽 소아정신과학회지(European Child and Adolescent Psychiatry)에 발표된 임상 지침(clinical guideline) [2,3]을 종합해 정리해 본다. 이는 각각 미국과 유럽을 대표하는 지침이다.

틱 증상이 시작되는 평균 나이는 5-7세이며 10-12세 사이에 증상이 가장 심해지고, 청소년기에는 점차 증상이 약해지면서 줄어들어 18-20세에는 65%가 증상이 사라진다. 틱 증상이 있는 아이 3명 중 2명은 십대 후반이 되면 증상이 자연적으로 좋아진다는 뜻이다. 성인기에 치료가 필요할 정도로 증상이 지속되는 경우는 10% 정도로 보고된다.

그렇다면 틱은 언제 치료해야 하는가? 틱이 있으면 다음의 단계에 따라 평가를 받아야 한다.

1. 먼저 틱이 맞는지 확인해야 한다. 틱이 아닌 내과나 외과 문제에 의한 비정상 운동일 수도 있다. 눈 깜박임이나 코 훌쩍임은 알레르기나 안과, 이비인후과 질환에서 비롯될 수 있다. 소아정신과 의사가 틱이 맞는지 판단하고, 필요하면 소아청소년과나 안과 등 다른 과의 전문의 진료를 받도록 도울 것이다. 병원에서는 내과 문제를 확인하기 위해 혈액 검사, 신장과 간, 갑상선 기능 검사와 같은 기본 검사를 한다. 신경학적 증상이 있으면 뇌파나 뇌영상 검사를 할 수도 있다.
2. 다음으로 다른 정신건강 문제가 동반되어 있는지 확인해야 한다.

틱에 흔히 동반되는 정신건강 문제에는 주의력결핍과잉행동장애 (ADHD), 강박증, 학습장애, 자폐스펙트럼장애 등이 있다. 때로는 틱 자체보다 틱에 동반된 문제가 일상 기능이나 삶의 질의 저하에 영향을 더 미치기에, 치료받아야 할 동반 문제가 있는지 평가하는 것은 매우 중요하다.

3. 틱이 경미하고 일상생활에 지장을 주지 않으면, 소아정신과 의사는 틱 증상의 특성과 자연 경과, 동반 문제 등에 대해 부모와 아이에게 교육하고 안심시킨 후 '지켜보고 기다리는(watch and wait)' 전략을 쓴다. 이 조치만으로 충분하고 치료가 필요하지 않을 때도 많다.
4. 틱의 치료는 다음의 상황에서 고려해야 한다.
   (1) 틱이 근육통과 같은 주관적인 불편감을 야기할 때
   (2) 틱이 사회적 고립이나 따돌림과 같은 지속적인 대인 관계의 문제를 야기할 때
   (3) 틱이 우울이나 불안, 자존감 저하와 같은 정서나 심리 문제를 야기할 때
   (4) 틱이 대화의 유창성, 학업 수행이나 성취와 같은 일상생활의 기능에 방해가 될 때
5. 틱의 비약물 치료 중 근거가 가장 확립된 치료법은 습관뒤집기

(habit reversal training, HRT)이고 노출과 반응 예방(exposure with response prevention, ERP)도 근거가 확립되어 있다. 스트레스와 불안을 경감시키는 이완 훈련(relaxation training, RT)도 도움을 주는 것으로 연구되어 있다.

6. 틱의 약물 치료는 중등도 이상의 틱이 있으면서 일상 기능이나 삶의 질이 심하게 저하되어 있을 때 한다. 치료제로는 아리피프라졸(aripiprazole), 리스페리돈(risperidone), 클로니딘(clonidine) 같은 약제를 사용한다. 심부뇌자극술(deep brain stimulation, DBS)이나 반복 경두개자기자극술(repetitive transcranial magnetic stimulation, rTMS)의 효과에 대한 근거는 아직 부족하다.

틱이 있을 때에는 이렇게 소아정신과에서 단계적으로 평가를 받아서 틱을 지켜봐도 될지, 아니면 치료해야 할지 결정하면 된다. 틱의 종류와 빈도, 강도, 지속 기간의 평가에 못지않게 틱에 동반된 문제와 틱이 일상생활과 삶의 질에 어떤 영향을 주는지를 평가하는 것이 치료의 결정에 중요함을 반드시 기억하기 바란다.

“틱은 매우 흔하기 때문에 틱이 생겼다고 걱정할 필요는 없습니다. 학령기 아동이 틱 증상을 경험하는 비율은, 연구에 따라 차이가 있지만, 높게는 24%까지 보고됩니다. 학령기 아동 4명 중 1명은 일시적으로든 만성적으로든 틱을 보인다는 뜻이죠. 틱이 있을 때에는 소아정신과에서 단계적으로 평가를 받아서 틱을 지켜봐도 될지, 아니면 치료해야 할지 결정하면 됩니다.”

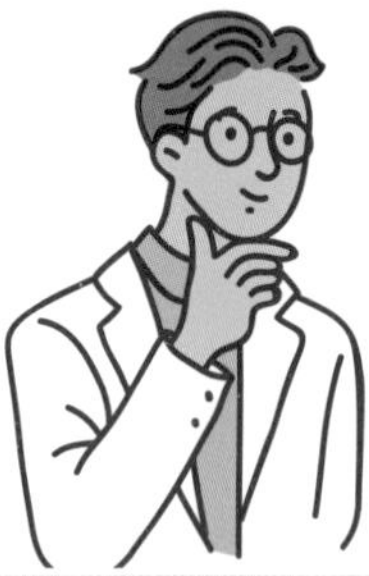

이것만은 알아두세요, 이것이 팩트

1. 틱 증상은 학령기 아동의 1/4에서 경험할 정도로 흔하다.
2. 틱은 10-12세 사이에 증상이 가장 심하고 청소년기에 들어서면서부터 점점 약해진다.
3. 틱이 있으면 소아정신과에서 단계적으로 평가를 받아 치료 없이 지켜봐도 될지, 아니면 치료해야 할지 결정해야 한다.

자주 욱하는 아이는 분노조절장애인가요?

"당신이 정신감정을 받고, 한동안 입원해서 분노조절장애 치료를 받는다면 어떨까요?"
이 말은 최근 한국에서도 인기를 끌었던 소설 '죽여 마땅한 사람들(The Kind Worth Killing)'[1]에 나오는 한 구절이다.
'분노조절장애'라는 말이 언론이나 저작물에서 자주 사용됨에 따라 많은 사람이 분노조절장애가 실제로 존재하는 진단명으로 알고 있다. 하지만 정신의학의 공식 진단 체계인 DSM이나 ICD에 분노조절장애는 들어있지 않다.

먼저 '분노'를 제대로 정의하고 이해해 보자. 분노의 동기 이론에서는 분노를 '원하는 바를 이루기 위한 방향으로 가는 것을 방해받았을 때 일어나는 부정적 감정'으로 정의한다. 분노의 구성 요소에는 강도(intensity), 지속 시간(duration), 빈도(frequency), 잠재기(latency), 역치(threshold)가 포함된다. 정상 발달 과정 중 보이는 분노 발작(temper tantrum)은 생후 12개월에서 18개월 사이에 나타나고, 2세에서 3세 사이에 심해지며, 의사소통과 자기 조절 능력이 발달하면서 점점 줄어들어 4세 이후에는 거의 보이지 않는다.

미국정신의학회의 최신 진단체계인 정신질환의 진단 및 통계 편람 제5판(DSM-5) [2]에서 분노조절장애는 파괴적, 충동조절 및 품행 장애(disruptive, impulse-control, and conduct disorders) 분류 내의 간헐적 폭발장애(intermittent explosive disorder)와 가장 가깝다. 이 질환에서는 공격적인 충동을 통제하지 못해서 보이는 반복적인 행동 폭발이 다음의 두 가지 중 하나의 특징을 지닌다.

(1) 언어적 공격성(예: 분노 발작, 장황한 비난, 논쟁이나 언어적 다툼) 또는 재산, 동물, 타인에게 가하는 신체적 공격성이 3개월 동안 평균적으로 1주일에 2회 이상 발생함. 신체적 공격성은 재산 피해나 재산 파괴를 초래하지 않으며, 동물이나 다른 사람에게 상해를 입히지 않음. (높은 빈도, 낮은 강도: 자주 보이지만 강도는 약함)

(2) 재산 피해나 파괴, 또는 동물이나 다른 사람에게 상해를 입힐 수 있는 신체적 폭행을 포함하는 폭발적 행동을 12개월 이내에 3회 보임. (낮은 빈도, 높은 강도: 자주 보이지는 않지만 한번 보일 때 강도가 매우 셈)

반복적인 행동 폭발은 미리 계획된 것이 아니어야 하고, 진단은 6세 이상부터 내릴 수 있다. 원인으로는 아버지의 육아 부재, 방임, 학대, 외상 등이 거론되지만, 단일 원인으로 설명하기는 어렵다. 어린이에게 잘 내려지는 진단은 아니다.

간헐적 폭발장애 이외에 분노 증상을 진단기준의 핵심 증상으로 포함하고 있는 소아청소년의 정신질환으로는 적대적 반항장애(oppositional defiant disorder)와 파괴적 기분조절부전장애(disruptive mood dys-regulation disorder)가 있다. 이들 질환에서 정의하는 분노 증상의 강도와 지속 시간, 빈도에는 서로 차이가 있다.

적대적 반항장애: 분노/과민한 기분, 논쟁적/반항적 행동 또는 보복적인 양상이 적어도 6개월 이상 지속되고, 다음 중 적어도 4가지 이상의 증상이 있어야 한다.

(1) 분노/과민한 기분: 자주 욱하고 화를 냄, 자주 과민하고 쉽게 짜증을 냄, 자주 화를 내고 크게 분개함

(2) 논쟁적/반항적 행동: 권위자와의 잦은 논쟁, 자주 적극적으로 권위자의 요구나 규칙을 무시하거나 거절, 자주 고의적으로 타인을 귀찮게 함, 자주 자신의 실수나 잘못된 행동을 남의 탓으로 돌림

(3) 보복적 특성: 지난 6개월 안에 적어도 2차례 이상 악의에 차 있거나 앙심을 품음

5세 미만의 아동에서는 최소한 6개월 동안 거의 매일 상기 행동이 나

타나야 하고 5세 이상의 아동에서는 6개월 동안 1주일에 최소한 1회 이상 상기 행동이 나타나야 한다.

파괴적 기분조절부전장애: 분노발작이 1주일에 3회 이상 발생하며, 분노발작 사이의 기분은 지속적으로 과민하거나 거의 매일, 하루 중 대부분의 시간 동안 화가 나 있다. 이상의 분노발작과 과민한 상태는 12개월 이상 지속되어야 하며, 증상이 없는 기간이 연속 3개월 이상이 되어서는 안된다. 6세 이전에는 진단될 수 없다.

다시 정리하면 현재의 정신의학 진단체계 내에 분노조절장애라는 진단명은 없으며 분노 증상은 특정 진단에 특이하게 나타나는 것이 아니다. 그리고 만 4세 미만의 아이는 정상 발달 과정 중에 분노발작을 자주 보일 수 있다.

그렇다면 소아청소년이 정상 발달 수준에 맞지 않는 분노발작을 자주 보이며 병원에 오는 것을 예방하기 위해서는 어떻게 해야 할까?

앞서 언급한 질환들에서 아동기부터 분노조절 문제가 시작된다는 점에 주목해야 한다. 특히 적대적 반항장애나 파괴적 기분조절부전장애는 주로 아동기에 진단이 내려지는 질환이다. 이는 부모-자녀 관계나 어린 시절의 가족과의 상호작용이 분노조절 문제에 중요한 영향을 미침을 시사한다.

부모–자녀 관계의 관점에서 볼 때, 양육과 훈육에 있어서의 부모의 육아 태도가 아동의 자기 조절 능력과 자율성, 자존감의 형성에 지대한 영향을 끼친다고 알려져 있다. 구체적으로 부모의 양육을 통해 아동은 신뢰감 있는 인간관계의 기본을 갖추고, 훈육을 통해 자율성과 자기 통제 능력을 갖추어 나간다. 이런 능력의 형성에 문제가 있으면 수치심이나 좌절감에 취약해지고 감정 조절의 어려움이 생길 수 있으며, 이는 분노조절의 문제로까지 이어질 수 있다.

육아에서 지나치게 권위주의적으로 아이를 통제하면 아이의 자존감을 떨어뜨리고 좌절감이나 수치심을 자주 안겨줌으로써 분노 폭발을 일으킬 수 있다. 반면 육아에서 지나치게 아이에게 허용적이면 아이가 만족이나 욕구 지연을 견디지 못하고 충동 조절 능력을 키우지 못하게 되면서 자신이 원하는 바가 즉각적으로 충족되지 않을 때 분노 폭발로 반응한다.

따라서 아이가 감정 조절 능력과 자기 통제력을 제대로 갖추어나가기 위해서는 육아에서 적절한 통제와 허용 사이에 균형을 잡는 것이 매우 중요하다. 물론 이것이 말처럼 쉬운 일이 아님을 부모라면 모두 잘 알고 있겠지만 말이다. 하지만 부모가 정성껏 노력하는 만큼 아이를 올바르게 키울 수 있음은 분명하다.

"부모의 육아 태도가 아동의 자기 조절 능력과 자율성, 자존감의 형성에 지대한 영향을 끼칩니다. 부모의 양육을 통해 아동은 신뢰감 있는 인간관계의 기본을 갖추고, 훈육을 통해 자율성과 자기 통제 능력을 갖추어 나갑니다. 이런 능력의 형성에 문제가 있으면 수치심이나 좌절감에 취약해지고 감정 조절의 어려움이 생길 수 있으며, 이는 분노조절의 문제로까지 이어질 수 있습니다."

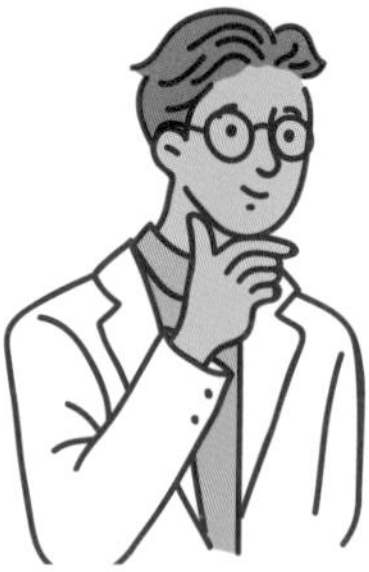

이것만은 알아두세요, 이것이 팩트

1. 정신의학의 공식 진단 체계에 '분노조절장애'라는 진단명은 없다.
2. 만 4세 미만의 아이는 정상적으로 분노발작을 자주 보일 수 있다.
3. 아이가 자주 욱하고 화를 내면 적대적 반항장애나 파괴적 기분조절부전장애가 있을 가능성이 있다.

아빠가 양육에 동참하는 게 좋나요?

김대리는 입사 6년 차에 휴직계를 냈다. 갓 돌을 지난 아들의 육아를 위해서다. 아내가 출산과 육아를 위해 1년 휴직을 한 후 복직하면서 내린 결정이었다. 물론 출산 때부터 '아빠의 휴직'을 염두에 두었던 부부였다.
경제협력개발기구(OECD)의 2015년 삶의 질 보고서에 따르면, 부모와 자녀가 함께 하는 시간은 OECD 평균 151분으로 나타났다. 하지만 한국 어린이는 하루 평균 48분으로 OECD 국가 중 가장 짧았다. 더욱 놀라운 점은 한국 아빠와 아이가 같이 보내는 시간이 하루 6분(OECD 평균 47분)에 불과하다는 점이다. 육아는 여전히 엄마의 역할이라고 생각하는 가부장적인 인식과 육아 휴직과 같은 제도적 지원이 부족한 상황이 원인일 수 있다. 이렇게 가정에서 투명할 정도로 존재감과 역할이 없는 아빠들을 가리켜 '허수애비' 라는 단어를 사용하기도 한다.

할아버지의 재력, 엄마의 정보력, 그리고 아빠의 무관심. 이쯤이면 다음 말이 무엇인지 짐작하는 이들이 많을 것이다. 물론 우스갯소리이겠지만 이것은 우리나라에서 자녀를 잘 키우기 위해 절대 필요한 세 가지 조건이라고 한다. 이런 말이 회자된다는 것이 씁쓸하지만 한 가지 분명한 것은 '아빠의 무관심'이 현실에서 통용된다는 것이다. 과연 아이를 잘 키우기 위해서 아빠는 무관심해야 하는 걸까? 아니면 반대로 적극 양육에 참여해야 하는 것일까? 이에 대해 연구 근거를 바탕으로 살펴보자.

엄마의 양육 방법, 모자간 애착관계, 엄마의 정신병리는
자녀 발달에 어떤 영향을 미칠까요?

이에 대해서는 기존에 수많은 연구들이 진행되었고 유의한 관련성이 있음을 보고하였다. 하지만 명확한 인과관계 혹은 기전에 대해서 결론을 내리지는 못했다. 대부분의 연구에서 아빠의 양육에 관한 내용이 분석에 포함되지 않았기 때문이다. 또한 기존의 연구들은 아빠-자녀 관계보다는 주로 이혼이나 사망으로 인한 아빠의 부재 상황이 자녀 발달에 미치는 영향에 대한 내용이 많았다. 그중 아빠의 양육 참여에 초점을 맞춘 몇 가지 연구들이 있어 주목해 본다.

2000-2001년에 영국에서 흥미로운 연구가 진행되었다. 18,552개 가정에서 태어난 아이들을 대상으로 한 전향적 추적 연구인 '밀레니엄 코호트 연구(UK Millennium Cohort Study, MCS)'가 그것이다. 이 연구에서는 아빠의 양육 참여의 효과를 보여준다. 특히 자녀가 9개월일 때 아빠의 긍정적인 양육 신념과 5세 때 아빠가 자녀와 놀아주는 횟수가 많을수록 향후 발생할 수 있는 자녀의 문제 행동을 낮출 수 있다는 결과를 도출했다[1]. 후속 연구에서는 아빠의 양육 참여가 줄어들수록 자녀의 불안, 우울, 사회적 위축 등과 같은 내재화 증상이 증가할 수 있음을 보고했다[2].

비슷한 연구로 1991년 영국 에이번에서 시작된 '에이번 부모-자녀 종단 연구(Avon Longitudinal Study of Parents and Children, ALSPAC)가 있다. 10,440명의 아동을 대상으로 한 이 연구에서는 아빠가 양육 참여에 대해 긍정적인 태도를 가지는 것이 아동의 9세부터 11세 사이에 발생할 수 있는 기분조절의 어려움, 과잉행동, 비행행동, 또래관계 문제 등을 줄이는 것으로 관찰되었다[3].

주로 비디오 촬영을 통해 이뤄지는 아빠-자녀 간 상호작용에 관한 연구에서도 비슷한 연구 결과를 보고한다. 아빠의 양육 참여가 적고 자녀에게 정서적으로 민감하게 반응해주지 못하면 자녀의 우울이나 불안과 같은 내재화 증상과 공격 충동, 비행 행동과 같은 외현화 증상이 발생할 확률이 높아졌다[4]. 흥미로운 점은 아빠의 자녀에 대한 정서적 민감도가 중요한 요인으로 밝혀졌다는 것이다. 사회문화적으로 양육에서 아빠의 역할은 자녀와 함께 하는 참여 활동(engagement activity)이 가장 주목을 받아왔다[5]. 따라서 같이 책을 읽거나 스포츠 활동 혹은 게임을 하는 것이 대표적인 양육 참여 활동이었다. 하지만 자녀의 상태와 관련하여 정서적으로 민감하게 반응하는 것 역시 아빠-자녀 관계에 중요한 요소임을 알아야 할 것이다. 이러한 정서적 민감도와 연결되는 것이 부모-자녀 간 애착관계이다[6]. 현재까지 엄마-자녀 간의 애착관계에 대한 연구는 매우 많은 반면, 아빠-자녀 간의 애착관계에 대한 연구는 많지 않다. 비록 엄마-자녀 관계에 비해 영향이 크지는 않지만, 안정된 아빠-자녀 애착관계는 자녀의 정신병리 발생 가능성을 낮추는 것으로 밝혀졌다[7].

과거 자신의 부모와 형성된 애착 유형이 현재 자신의 자녀와의 관계로 전달된다는 개념을 '애착의 세대 간 전이(intergenerational transmission of attachment)'라고 한다. 2016년도에 발표된 메타분석 연구 결과에 따르면, 분석 결과의 강도(비교하려는 집단의 평균 차이의 정도)를 의미하는 효과크기(effect size) 측면에서 아빠로부터 자녀에게 전달되는 애착 전이와 엄마로부터 자녀에게 전달되는 애착 전이가 거의 비슷한 것으로 나타났다[8]. 즉, 아빠와의 애착 관계 역시 엄마와의 관계만큼 중요하다는 결론을 내릴 수 있다.

하버드 의과대학 연구팀이 신체적, 정신적으로 건강한 1939-1944년의 하버드 대학교 2학년 학생들을 75년간 추적 관찰한 연구 프로젝트인 '그랜트 연구(Grant Study)'의 결과를 살펴보자. 부모-자녀 관계가 성인기 이후 삶에 미치는 영향은 아빠와 엄마 사이에 차이가 있었다. 우선 엄마와의 좋은 관계를 경험한 사람은 그렇지 않았던 사람에 비해 노년기 치매 발병률이 낮았다. 또한 평균 연봉이 87,000$ 가량 더 높았으며 직업적 전문성을 발휘하는 시기에 업무 효율성이 높았다. 아빠와의 좋은 관계는 성인기에 경험하는 불안 증상을 낮추었고, 75세의 삶의 만족도를 높이는 것으로 나타났다[9]. 이는 엄마와의 관계 분석에서는 유의하지 않았던 요인들로 부모가 자녀에게 각기 다른 영향을 준 것으로 해석할 수 있다.

부모-자녀 관계의 중요성은 우리나라 연구 조사에서도 입증되었다. 2016년 시행한 한국 어린이 청소년 행복지수 국제비교 보고서에 따르면 엄마와의 좋은 관계는 성적과 상관없이 자녀의 삶의 만족도를 높이는 것으로 나타났고, 아빠의 경제력이 높지 않더라도 자녀와의 관계가 좋으면 자녀의 삶의 만족도는 높은 수준을 보였다[10]. 앞서 소개한 영국의 MCS 코호트 연구에서도 아빠의 양육 참여가 가정의 부족한 경제력이 자녀의 정신건강에 끼치는 부정적인 영향을 완충시킬 수 있다고 하였다[11].

마지막으로 미국과 일본에는 있지만 우리나라에는 없는 기념일이 있다. 바로 '아버지의 날'이다. 미국과 일본 모두 가정을 위한 아버지의 희생을 깨닫고 감사하는 시간을 가지기 위하여 매년 6월의 셋째 일요일을 아버지의 날로 제정하였다. 한국에 아직 아버지의 날은 없지만 최근 자녀를 위한 좋은 아빠의 역할에 대해 고민하자는 캠페인이 더욱 강조되고 있다. 여기서 중요한 것은 자녀와 보내는 시간의 양이 아니라 질이다. 물론 시대에 따라 적합한 부모의 역할은 변할 수밖에 없으므로 올바른 양육을 위해 무엇을 해야 하는지에 대한 정답은 정해져 있지 않다. 대규모 코호트 연구에서도 실제로 자녀 양육 참여 정도에 대한 정량화된 지표보다 자녀 양육에 대한 심리적, 정서적인 태도가 미래 자녀에게 나타날 수 있는 기분 조절의 어려움, 과잉 행동, 비행 행동, 또래 관계 문제 등을 예방할 수 있는 중요한 요인임이 밝혀졌다. 매일 반복되는 일상 속에서 잠시 시간을 내어 적극적으로 양육에 동참하고자 하는 마음가짐이 10년 혹은 20년 후의 자녀 모습을 만들 수 있음을 명심해야 할 것이다.

"아빠의 자녀에 대한 정서적 민감도가 아빠 역할의 중요한 요인으로 밝혀졌다는 것은 흥미롭습니다. 안정된 '아빠와 자녀'의 애착관계는 자녀의 정신병리 발생 가능성을 낮추는 것으로 밝혀졌습니다. 아빠와의 애착 관계 역시 엄마와의 관계만큼 중요하다고 할 수 있어요. 아이는 아빠를 원하고 있음을 명심하세요."

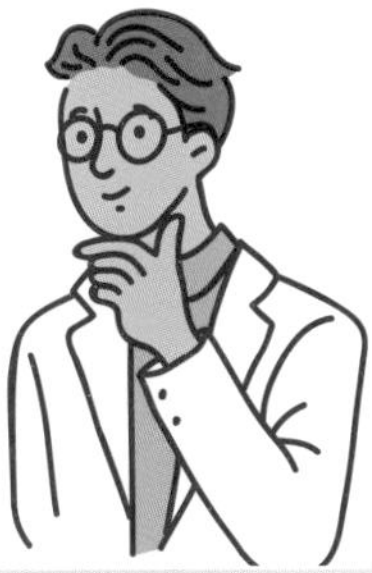

이것만은 알아두세요, 이것이 팩트

1. 엄마와의 좋은 관계는 학업 성적과 상관없이 자녀의 삶의 만족도를 높인다.
2. 아빠의 경제력이 높지 않더라도 자녀와의 관계가 좋으면 자녀의 삶의 만족도는 높아진다.
3. 양육에서 아빠의 역할은 운동과 같은 신체적인 활동을 같이 하는 것만이 아닌 정서적으로 민감하게 반응하는 것을 포함한다.
4. 아빠의 양육에 대한 적극적인 심리적, 정서적 태도가 미래 자녀의 정신건강 지표가 될 것이다.

아버지와의 관계와 경제수준에 따른 삶의 만족 차이

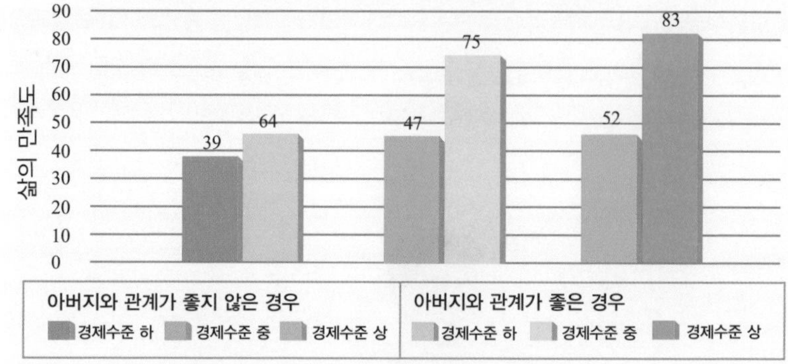

어머니와의 관계와 성적에 따른 삶의 만족 차이

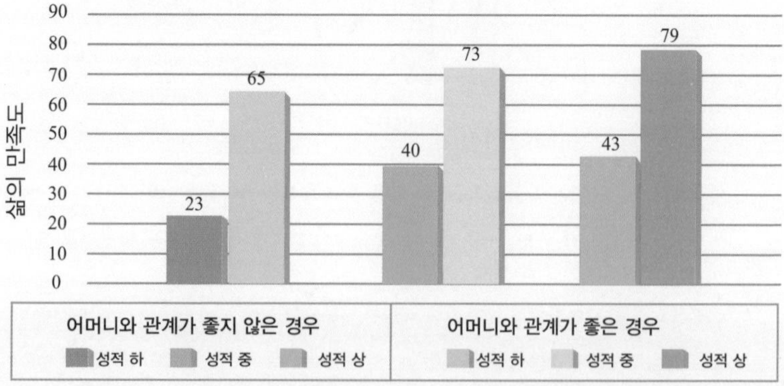

제8차 한국 어린이청소년 행복지수 국제비교 연구조사결과보고서(2016)

아이가 말이 늦는데 병원에 가봐야 할까요?

재원 씨 부부는 요즘 첫 아이의 재롱을 보는 재미로 살아간다. 첫 아이의 발달이 주변 아이들보다 빠르기 때문이다. 아빠의 손가락을 잡고 걸음마를 하는데 하나, 둘, 하나, 둘 하면 그 앙증맞은 다리로 잘도 걷는다.

"야~~ 우리 지인이, 걷기도 잘하네. 옳지, 옳지. 하나, 두울, 하나, 두울~"
그때 아이가 말을 한다.
"아~~빱, 아~~빱빠아"
재원 씨는 귀를 의심했다. "여보, 여보~ 와봐요. 우리 지인이가 날더러 아빠라 불렀어. 아빠래! 하하하하, 아이쿠 지인아~~ 그래, 아빠다 아빠!"

아기를 키우는 부모는 하루에도 여러 번 거짓말을 한다는 말이 나올 만큼 아기의 발달 과정에 온 관심을 기울이며, 주변에 자랑을 한다. 말을 할 즈음엔 한 음절이라도 발음을 하면 기쁨으로 어쩔 줄 모른다.

아이가 돌 즈음이 되면 부모는 언어 발달에 관심을 기울인다. 아이가 언제 첫 단어를 말하는지 궁금해하며 기다리기 시작한다. 그런데 그 첫 단어가 나오는 시점이 늦어지거나, 첫 단어는 나왔는데 그 이후 단어 개수가 늘지 않으면 부모는 자녀의 언어 발달에 대해 걱정하기 시작한다.

소아정신과 의사에게 주위 지인들이 많이 하는 질문 중에 하나가 바로 영유아의 언어발달에 대한 것이다. 영유아가 태어나 자라는 과정을 곁에서 직접 지켜본 사람이라면 누구나 아이가 발달하며 이루어가는 첫 경험을 함께하는 기쁨을 알 것이다. 부모는 자연스럽게 아이의 발달 과정에 큰 관심을 가지며 연령별 정상 발달과정에 대한 정보를 찾아보거나 다른 또래 아이들과 견주며 발달이 늦은 것은 아닌지 살펴본다.

그런데 주위에서 "얘들은 기다리면 나중에 말이 다 트이니 걱정하지 마라"라는 조언을 해주는 경우도 많고 실제 언어 발달은 운동 발달에 비해 아이들 간에 편차가 큰 것도 사실이다. 안타깝게도 아직 우리 사회에서 정신과 진료에 대한 문턱이 높기 때문에, 부모는 괜히 자신이 정상인 아이를 소아정신과에 데려가 불필요한 낙인을 찍는 것이 아닌지 망설이게 된다.

부모가 자녀의 언어나 인지 발달에 대해 염려가 된다면 문턱 없이 소아정신과 의사를 찾아가 검진과 면담을 받을 수 있는 사회적 인식 전환이 필요하다. 또한 보건복지적 지원이 가능하다면 더욱 바람직하다. 이를 통해 발달 수준에 대한 정확한 평가가 가능할 뿐만 아니라, 언어 발달을 저해하는 환경(과도한 미디어에의 노출 등)의 개선, 언어 발달을 촉진해 줄 수 있는 부모-자녀 상호작용 방법에 대한 교육이 이루어질 수 있다.

현실적으로 언어 발달 지연이 의심되는 모든 영유아 아동을 대상으로 소아정신과적 평가와 개입이 이루어지지 못한다고 해도, 적어도 반드시 놓치지 않고 소아정신과적 개입이 필요한 경우는 어떤 때일까? 바로 언어 발달의 지연 기저에 자폐스펙트럼장애가 동반되어 있는 경우이다.

자폐스펙트럼장애는 사회적 의사소통과 상호작용의 장애, 상동적 행동 및 관심 범위의 제한을 주 증상으로 하는 신경발달장애이다. 이럴 경우, 무엇보다 조기에 진단하고 개입을 시작하는 것이 기능 향상과 장기적인 예후 개선에 중요하다. 최근 역학조사와 코호트 추적 연구 결과들을 살펴보면 자폐스펙트럼장애로 진단을 받는 시점은 3세 후반인데 비해, 부모가 첫 증상을 인식하는 시점은 그보다 이른 18개월 이전으로 드러났다. 또한 6개월 시점부터 사회성의 부족, 미세운동 발달 지연 등의 증상을 부모가 인식하는 것으로 나타났다[1,2]. 이러한 근거들을 바탕으로 미국 소아과학회에서는 모든 영유아를 대상으로 자폐스펙트럼장애에 대한 스크리닝(screening)을 18개월, 24개월 시점에 받도록 권고한다. 우리나라 영유아 발달 선별검사에서도 이 시점에 자폐스펙트럼장애에 대한 선별검사를 시행하고 있다.

그렇다면 어떤 경우에 사회적 의사소통 발달의 지연을 의심하고 소아정신과에 방문하는 것이 좋을까? 최근의 체계적 문헌 고찰 연구에 따르면 12-24개월 연령에서 자폐스펙트럼장애를 의심해야 할 징후들은 다음과 같다[3]. 호명반응(이름을 부르면 쳐다보는 것)의 감소는 부모들이 최초로 발견하는 징후 중에 하나이다. 또한 합동주시(joint attention)

의 손상이 자폐스펙트럼장애를 시사하는 중요한 징후로 알려져 있다. 합동주시란 다른 사람과 관심을 공유하기 위해 가리키기, 보여주기, 관심물건-사람 사이를 오가는 시선의 이동을 함께 사용하는 사회적 의사소통 발달 초기에 획득하는 중요한 기술이다. 특히 시선의 이동이 동반되는 것이 중요한데, 이것은 아동이 (1) 사물을 바라보고 (상대방의 시선을 그 사물로 돌리기 위해) 상대방을 바라보고, 다시 사물을 바라보는 것, 혹은 (2) 상대방을 먼저 바라보고, 사물을 바라보고 그런 후에 다시 상대방을 바라보는 것으로 정의된다. 아이들은 발달하며 먼저 합동주시를 이해하고 적절한 반응을 보이는 것, 즉 부모의 시선이 향해 있거나 손으로 가리키는 사물에 관심을 보이는 것부터 시작한다. 그런데 이때 주의할 것은 소리가 나는 팝업 장난감 자극에 부모와 아이가 동시에 장난감을 바라보는 것은 엄밀한 의미의 합동주시가 아니라는 점이다. 아이가 부모를 바라보았는데, 부모의 시선이 다른 곳에 향해 있음을 인식하고, 그 시선을 따라 자신도 같은 곳을 바라보는 과정이 이루어질 때 비로소 아이가 합동주시에 반응을 보이고 시선을 통한 관심의 공유를 이해할 수 있다고 본다(그림).

그리고 다음으로 아이는 합동주시를 이용하여 자신이 관심이 있는 사물을 향해 상대방이 시선을 돌릴 수 있도록 가리키기, 시선의 교차 이동을 사용할 수 있게 된다. 이러한 합동주시의 발달 여부는 언어 발달 이전 시기에 먼저 획득되는 기술로 정상적인 사회적 상호작용의 발달이 이루어지는지를 보여주는 중요한 이정표(milestone)로 향후 언어적 상호 작용의 발달을 예측할 수 있는 지표이다. 14-18개월 시점에 이러한 합동주시의 발달에 손상이 있다면, 이는 향후 자폐스펙트럼장애의 진단을 예측하는 중요한 인자로서 이러한 아동에게는 조기 평가와 개입이 이루어질 필요가 있다.

주의를 기울여야 할 또 다른 점은 발달 경과의 특성이다. 여러 전향적 연구의 결과들을 살펴보면 자폐스펙트럼장애를 가진 아동들은 생후 12개월 시점까지는 정상적인 발달 과정을 보이다가 12개월 이후부터 발달해야 할 새로운 기술들의 습득에 지연을 보이는 비정상적인 발달 경과 특성을 보일 가능성이 높다. 또한 12개월 시점까지 사회적 상호작용의 발달에서 획득한 기술들이 12개월 시점 이후 감소하는 경우도 있다. 물론 기존의 발달 평가의 한계로 12개월 이전 시점에는 인지, 언어, 사회적 상호작용의 발달을 정확하게 평가하지 못해서 실제 존재하는 차이를 인지하지 못할 뿐이라는 주장도 있다. 하지만 적어도 부모들이 "돌까지는 아무런 문제가 없이 잘 발달해왔는데, 돌 이후로 발달에 문제점이 나타났어요."라고 보고하였을 때, 12개월 시점까지 정상 발달을 보였다는 점에 안심해서는 안 된다는 점은 분명하다.

미국 질병예방통제센터(Centers for Disease Control and Prevention, CDC)에서는 자폐스펙트럼장애를 포함한 발달장애 고위험군을 조기에 선별하고 적절한 개입이 이루어질 수 있도록, 각 월령별 아동의 정상 발달 특성과 전문가를 찾아가 봐야 할 징후들을 정리하여 부모 교육 자료를 만들고 이를 온라인을 통해 배포하고 있다[4]. 정상발달과 조기 대응이 필요한 징후, 아이의 발달을 도울 수 있는 방법에 대한 정보가 담겨있다.

마지막으로 짚고 넘어가야 할 점은 현재까지 대부분의 전문가들이 인정하는 자폐스펙트럼장애의 정확한 진단이 가능한 시점은 만 24개월이라는 점이다. 따라서 12개월 이후의 아동에서 사회성 발달 지연을 시사하는 한두 가지 징후를 보인다고 해서 섣불리 자폐스펙트럼장애라는 진단을 내리는 태도는 주의하여야 한다. 이러한 태도는 오히려 부모들로 하여금 사회적 낙인이 두려워 조기에 전문가를 찾아가 필요한 평가와 개입을 받으려는 시도를 저해할 수 있다. 대신 단순히 자폐이냐 아니냐는 이분화된 진단 태도에서 벗어나, 사회성 발달이 의심되는 징후를 보이는 고위험군 아동의 경우, 적절한 평가가 이루어져야 하고 발달을 촉진할 수 있는 양육 방식에 대한 교육과 전문가적 개입이 필요하다. 그리고 무엇보다

고위험군에 대한 개입이 발달장애 전문가의 지도와 감독 안에 이루어질 수 있는 영유아 보건-복지-교육 시스템의 구축이 바탕이 되어야 한다.

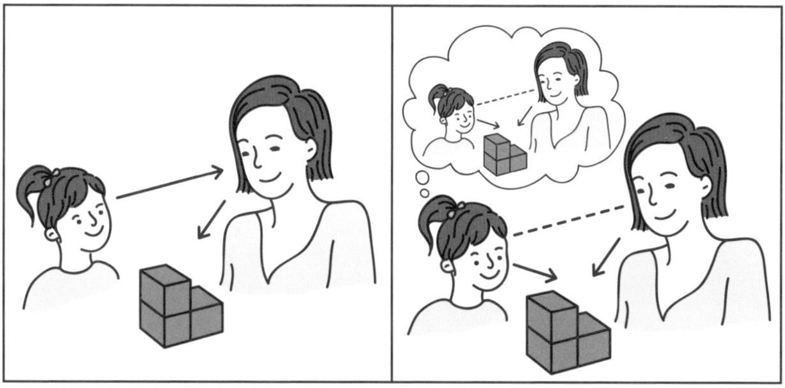

힙동주시에 반응하기(Responding to joint attention) : 여자아이가 엄마를 보고 엄마의 시선이 장난감을 바라보고 있음을 알아챘다. 그리고 시선을 따라 장난감을 함께 바라본다.

"부모가 자녀의 언어나 인지 발달에 대한 염려가 있다면 문턱 없이 소아정신과 의사를 찾아가 검진과 면담을 받을 수 있는 사회적 인식이 필요합니다. 이를 통해 발달 수준에 대한 정확한 평가를 받고, 언어 발달을 저해하는 환경, 즉 과도한 미디어에의 노출 등을 개선하고 언어 발달을 촉진해줄 수 있는 부모-자녀 상호작용 방법에 대한 교육이 이루어질 수 있습니다. 현재까지 대부분의 전문가들이 인정하는 자폐스펙트럼장애의 정확한 진단이 가능한 시점은 만 24개월입니다."

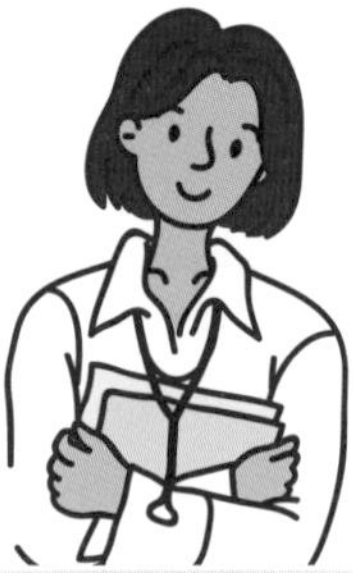

이것만은 알아두세요, 이것이 팩트

1. 언어발달의 지연에 자폐스펙트럼장애가 동반되어 있으면 조기 진단과 개입이 필요하다.
2. 12-24개월 사이의 호명 반응의 감소나 합동주시의 손상은 자폐스펙트럼장애를 의심할 수 있는 중요한 지표이다.

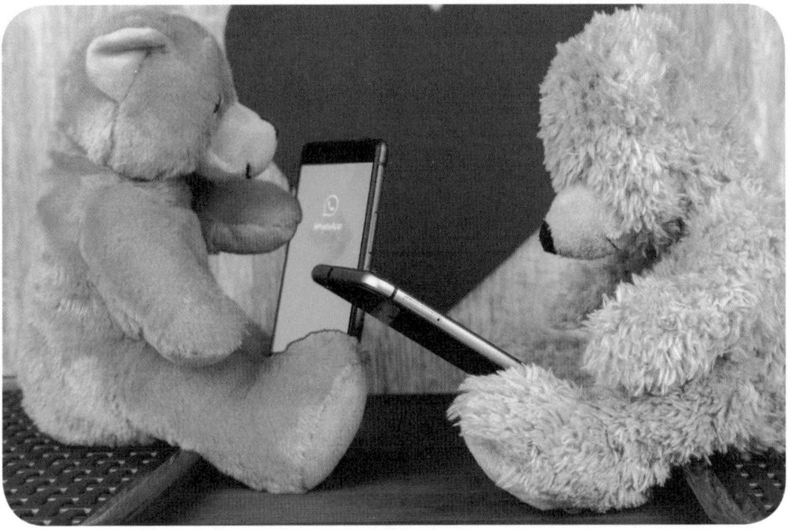

2. 아동기

아이의 자율성을 어떻게 키워줄까요?

운동의 영향에 대한 소고

1부 운동이 아이의 정신건강에 도움이 될까요?

2부 운동이 아이의 인지기능에 도움이 될까요?

스마트폰 때문에 틱이 생기나요?

대기오염은 아이의 정신건강에 해로운가요?

아이의 정신질환은 더 잘 유전되나요?

아이에게 수면제를 먹여도 되나요?

주의력결핍과잉행동장애는 약물로만 치료하나요?

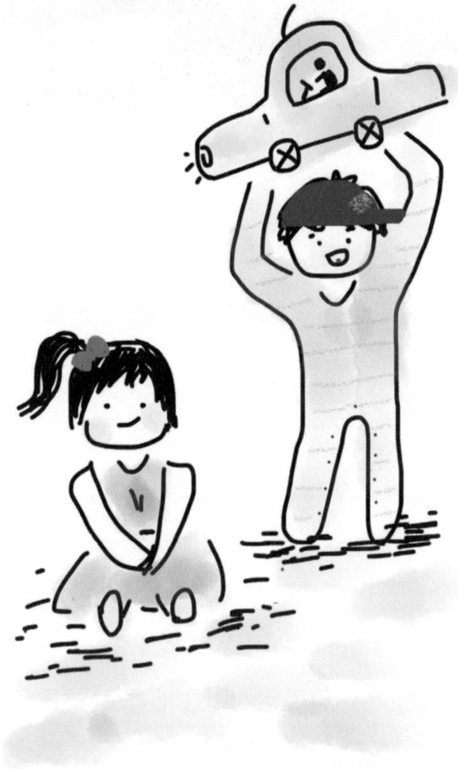

아이의 자율성을 어떻게 키워줄까요?

2016년 미국의 라젠드란(Rajendran) 교수팀은 아이의 공격성에 영향을 미치는 부모의 양육태도에 관한 흥미로운 연구 결과를 발표했다[1].

연구팀은 162명의 아동을 대상으로 만 4세에 아동이 또래를 괴롭히는 정도(이하 괴롭힘)를 측정했으며, 동시에 부모 양육태도를 함께 측정했다. 부모의 양육태도는 네 가지 측면을 측정했는데, 첫 번째는 정서적 지지, 두 번째는 부정적 정서, 세 번째는 자율성의 존중, 그리고 마지막으로 도움의 질이었다. 정서적 지지는 어떤 것을 말하는가? 아동을 정서적으로 따뜻하게 대해주는 정도에 따라 분류하는 것이다. 두 번째 부정적 정서는 아동에게 부정적 정서를 표출하는 정도를 측정하는 것이다. 자율성의 존중은 아동의 자율성을 존중하는 태도를 살펴봄이고, 도움의 질은 아동이 성취를 잘 해낼 수 있도록 옆에서 도와주고 보조해주는 정도를 의미한다. 연구팀은 이후 매년 1차례씩 총 5년간 아동의 괴롭힘 정도를 측정하면서 부모의 양육태도에 따라 아동의 괴롭힘의 정도가 어떻게 변해가는지를 분석하였다.

연구팀이 최종으로 내린 결론은 무엇일까? 정서적 지지, 부정적 정서, 자율성의 존중, 도움의 질 모두 아동의 괴롭힘 정도에 긍정 혹은 부정적인 영향을 미칠 수 있다고 생각하는가? 결론은 흥미로웠다. 5년간의 연구 결과, 정서적 지지와 도움의 질은 아동의 괴롭힘이 변화하는 정도와 관련성이 없었다. 반면 부정적 정서는 괴롭힘의 정도와는 약간의 관련성이 있었지만, 역시 괴롭힘의 정도가 변화하는 것과는 관련성이 없었다.

그렇다면 자율성은 어떠했을까? 유일하게 자율성을 존중하는 부모의 태도는 괴롭힘의 정도뿐만 아니라 5년간 괴롭힘의 정도가 변화하는 것과 중요한 관련성이 있었다(그림).

심지어 주의력결핍과잉행동장애(ADHD) 증상으로 초기에 괴롭힘이 심했던 아이들이 자율성을 존중받으며 5년을 보낸 결과, 오히려 자율성을 존중받지 못한 보통의 아이들보다 괴롭힘의 정도가 낮을 정도로 크게 감소하는 것으로 나타났다.

도대체 자율성이 무엇이기에 다른 양육태도와 달리 아이들의 괴롭힘 증상의 변화와 깊은 연관성을 가질까?

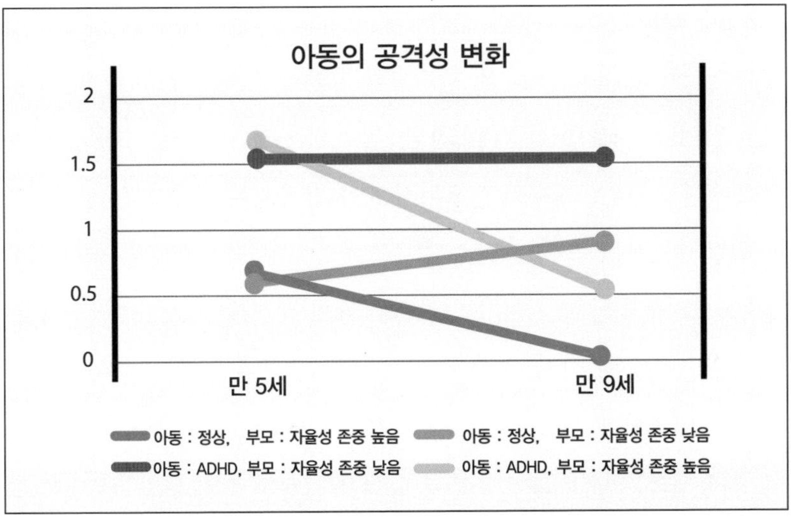
아동의 공격성 변화
2
1.5
1
0.5
0
만 5세
만 9세
아동 : 정상, 부모 : 자율성 존중 높음
아동 : 정상, 부모 : 자율성 존중 낮음
아동 : ADHD, 부모 : 자율성 존중 낮음
아동 : ADHD, 부모 : 자율성 존중 높음

자율성(autonomy, 自律)의 어원을 살펴보면, 영어와 한자 모두 자기 자신을 뜻하는 'auto, 自' 와 다스림과 규율을 뜻하는 'nomy, 律'가 합쳐진 단어다. 자율성을 정의하자면, 합리적인 개인이 관련 내용을 충분히 인지하고 타인으로부터 강요되지 않은 결정을 내릴 수 있는 능력이라고 말할 수 있다. 즉, 강요받지 않고도 스스로 사회에 합당한 규칙을 설정하고 그 규칙을 잘 지켜가며 결정을 내릴 수 있는 능력이다. 위 논문에 나왔던 정서적 지지, 부정적 정서, 도움의 질은 모두 중요한 양육태도의 한 부분이다. 그러나, 그 세 가지는 모두 부모의 결정에 의한 것이며, 자율성과는 달리 자기 스스로 규칙을 설정하고 지켜나가는 것에 관한 내용이 빠져 있다.

자율성의 존중과 반대되는 개념은 통제(control)다. 아이가 문제 행동을 보일 때, 부모는 아이의 행동을 통제하고자 하는 욕구를 느낀다. 이럴 때 훈육 또는 잔소리를 한다. 때로는 아동이 공부와 같은, 부모가 생각하는 긍정적인 행동을 하기 바라면서 훈육 또는 잔소리와 같은 통제를 시도한다.

그럼, 자율성을 존중하기 위해서는 기존에 해 왔던 통제를 내려놓고, 아이가 원하는 대로 하도록 내버려 두어야 할까? 아이가 원한다고 해서 하루 종일 TV만 보게 해도 될까? 아이가 원하면 통념상으로 부정적인 행동을 하더라도 모두 내버려 두어야 할까? 그러기에는 아이들의 행동은 아직 미숙하고 거칠다. 더구나 세상에는 위험한 것들이 너무 많다. 사실 아이를 키우면서 때로는 문제 상황을 가장 빨리 해결할 수 있는 방법이 통제이기도 하다. 그렇지만, 아이가 크면서 언제부터인가 통제가 잘 먹히지 않는다는 것도 느낀다.

그렇다면 자율성을 어떻게 키워 줄 것인가?

자기결정성 이론으로 유명한 학자인 데시와 라이언(Deci & Ryan) 교수는 이에 대해 많은 연구를 했고, 중요한 답을 주고 있다[2].

"선택권"

그것은 바로 선택권이다. 아이와 일상의 결정을 할 때, 가급적 아이가 스스로 선택할 수 있는 맥락을 만들라는 점이다. 분명한 것은 모든 것을 아이가 원하는 대로 하도록 내버려둘 수는 없다. 아이가 하는 행동에는 넘어서는 안 되는 적절한 한계가 있어야 한다. 그 적절한 한계 안에서 최대한 아이가 결정할 수 있는 선택권을 제시해 주고, 아이의 선택을 존중하는 것이 자율적인 아이로 성장하는 데 도움이 되는 뛰어난 방식이 될 것이다.

어린이날이 되기 전부터 아이는 이미 선물로 받기 원하는 것을 목록으로 만들어 알리기 시작했다. 엄마에게도, 아빠에게도 아이는 선물에 대한 것을 설명한다. 이것은 이래서 가지고 싶고, 저것은 저래서 가져야 한다고 조잘거린다. 한껏 욕심을 부리는 아이에게 뭐라고 설명을 해야 하나, 난감하다. 누구네 집 할 것 없이 상황은 비슷하다. 아이들도 자기네들끼리는 받고 싶은 선물에 대한 얘기를 나눌 것이고, 또 자랑도 할 것이니, 자칫 선물 하나 때문에 아이의 기가 죽을까 은근히 걱정이 되기도 한다. 하지만 아이가 원하는 장난감을 다 사줄 수는 없지 않은가?

엄마: 하나야, 네가 엄마, 아빠에게 선물로 제일 받고 싶은 게 뭐야? 네가 정말로 원하는 것을 해 주고 싶어서 그래.
하나: 엄마가 인형 한 개, 아빠가 장난감 하나, 이렇게 두 개를 해주면 안 돼?
엄마: (가만히 웃는다.)

하나: 엄마, 나는 이 장난감도 좋고, 이 인형도 좋아. 친구들은 이미 이것을 다 갖고 있단 말이야.
엄마: 그럼 이번엔 친구가 갖고 있다는 것을 선물로 해 줄까?
하나: 이거?
엄마: 그래 이 인형도 마음에 든다면서? 선물 받는 거 싫어?
하나: 아니, 싫은 게 아니고, 엄마 아빠가 이거 하나만 선물로 주면 다른 장난감들은 어떻게 해?

엄마: 그건, 음~~ 어떻게 할까? 하나야. 그래, 네 생일 때 선물로 받는 건 어때?
하나: 그럼 한참을 기다려야 하는데?
엄마: 이 장난감을 생각하면서, 이것이 네 친구로 올 때까지 기다리는 기쁨도 클 거야. 어때?
하나: ......
엄마: 생각해 봐. 엄마도 하나처럼 이것도 좋고, 저것도 좋아. 하지만 우리는 아빠 주머니도 생각해야 하지 않을까? 아빠가 하나 선물 사느라 힘드실 수도 있는데.....
하나: 그럼 얘네들 중에 아무거나 정해도 돼?
엄마: 그럼, 하나가 좋은 걸로 골라봐. 생각해 보고 엄마한테 얘기해 줄래?

하나: 알았어. 그럼 내가 얘들하고 얘기해보고 정할게. 그런데 엄마, 정말 두 개는 안 되는 거야?
엄마: (말없이 웃는다)
하나: 알았어~~ 내가 생각해볼게. 엄마~~ 사랑해~~~

엄마 목에 매달려 뽀뽀를 해주고 방으로 쪼르르 달려가는 하나를 보고 엄마는 안도의 숨을 내쉰다. 하나는 자기만의 시간을 가지며, 자기만의 방식으로 결정을 할 것이다.
아이에게 선택을 허용해 주고, 조금 부족해 보이는 선택일지라도 인정해 주는 일. 하나 엄마 아빠가 선택한 방식이다. 이것은 부모에게 많은 인내심을 요하는 일이기도 하다. 하지만 하나가 스스로 선택을 하고, 그 선택을 실행해 나가도록 도와주며 함께 시간을 보내는 동안 부모 또한 아이와 함께 성장하는 것을 느낀다. 아이의 선택을 인정해 줄 때 아이는 존중받았다고 느낄 것이다. 그리고 스스로 더 나은 행동을 하고자 노력할 것이다.

기시미 이치로 박사는 '미움받을 용기'의 저자이자 아들러 심리학자이다. 그는 저서 '사는 게 용기다'에서 아이와 대등한 관계를 맺고, 아이를 어른으로 대접할 것을 역설한다. 이 말을 염두에 두고, 아이와 함께하는 일상을 곰곰이 되돌아보자. 우리는 무의식적으로 아주 사소한 결정부터 중요한 행동 문제까지 수많은 결정을 할 때 아이가 선택하도록 하는 것보다 부모가 결정하는 경우가 많았음을 깨달을 수 있다.

사실 무엇이든 부모가 결정하는 것이 편하다. 또 아이의 결정이 미숙하고, 부모의 결정이 옳을 때가 더 많다. 그러나, 이치로 박사는 아이와 대등한 관계를 맺고 아이의 의견을 존중해 주라고 강조한다. 그렇게 할 때, 아이는 스스로 살아갈 용기를 조금씩 내면으로부터 키워갈 수 있다고 말해준다. 또한 아이에게 의견을 구하고 책임지도록 돕는 것이 필요하며, 때로는 아이가 틀린 말을 하더라도 부모가 어른으로서 의견을 주입하는 것이 아니라 '대등한 동료'로서 아이가 자신의 생각을 말하게 하라고 한다. 그것은 아이의 삶에서 용기를 북돋우는 길이라고 말해 준다.

칭찬과 보상에 관하여

'칭찬은 고래도 춤추게 한다.' 는 책이 있었다. 누군가로부터 자신의 행위를 칭찬받거나 보상을 받는 것은 분명 기분 좋은 일이며, 앞으로 나아가도록 하는 동기가 부여되는 일이다. 그러면, 정말 칭찬과 보상은 좋기만 한 것일까? 데시와 라이언 교수는 꼭 그렇지 않을 수 있음을 연구들을 통해서 제시한다. 무엇을 스스로 하고자 하는 동기를 내적 동기라고 하는데, 칭찬, 상장, 금전과 같은 보상과 내적 동기와의 관련성에 대한 많은 연구들은 보상이 오히려 내적 동기를 손상시킬 수 있다고 지적한다.

특히 놀랍게도 좋은 성과가 있을 때마다 일관되게 보상을 제시하는 것은 오히려 내적 동기를 손상시킬 수 있다는 점을 제시하고 있다. 예를 들어 시험에서 좋은 성적을 보일 때마다 칭찬을 받은 아이는 시간이 갈수록 오히려 공부를 하고자 하는 욕구가 떨어진다는 것이다.

그럼, 왜 이런 일이 일어나는 것일까? 그것은 바로 환경적 맥락상 보상이 가지는 '통제'와 관련된 속성 때문이다. 보상에는 특정 행동을 더 하도록 요구하는 '통제'의 기제가 무의식 속에 숨어 있다. 아이가 좋은 성과를 냈을 때 진심으로 기뻐해 주는 것은 분명 좋은 일이다. 하지만 마음속에는 어쩌면 아이가 더 잘했으면 하는 부모의 은근한 기대가 들어있을 수 있고, 그것이 아이를 무의식적으로 압박할 수 있기 때문이다. 그렇게 매번 칭찬을 듣다 보면, 어느 순간 아이는 공부를 즐거워서 하기보다 엄마의 칭찬을 듣기 위해서 하는 상황이 될 수 있기 때문이다.

그래서 행복론을 설파하는 많은 학자들은 상투적인 얘기처럼 들릴 수도 있지만 "결과보다는 과정"에 집중하라고 하는지도 모르겠다. 물론 결과에 기뻐하는 것은 좋은 일이다. 그러나, 결과가 좋지 않을 때에도 아이가 즐겁게 혹은 열심히 무언가를 했다면, 그 자체로 함께 기뻐해 주는 것이 좋다. 가려진 의도가 배어있는 칭찬보다는 진심으로 함께 기뻐하는 마음이 아이의 자율성을 키워 줄 것이다.

자율성 존중의 효과

자율성을 존중해 주면 어떤 효과를 가져올까? 먼저 흥미와 즐거움이 유발된다. 많은 연구들을 통해 특정한 압박 없이 자율적으로 과제를 선택한다면, 그 과제 자체로부터 흥미와 즐거움이 유발되는 것으로 알려져 있다. '열심히 하는 것은 즐기는 것을 이길 수 없다.'는 말이 있듯이 자율성을 존중하는 것은 오히려 좋은 성과를 낼 수 있는 도구가 될 수 있다.

다음은 자율성과 창조성의 관련성에 대한 연구이다. 실험적 연구를 통해 실험 참가자들에게 그림을 그리도록 하였고, 그중 일부 참가자에게는 자신의 작품이 미래에 더 나은 기회를 위해 평가되거나 감독된다는 사실을 알려주었다. 연구 결과 자신의 작품이 평가된다는 사실을 몰랐던 참가자의 작품이 미리 알았던 참가자의 작품보다 창조성에서 더 높은 점수를 받았다. 이 같은 연구 결과에서 보듯이 예견된 평가나 보상은 자율성을 저해할 수 있으며, 자율성을 존중받는 것이 창조성도 증진시킬 수 있음을 시사한다.

인지적 활동에 있어서도 통제된 형태로 학습을 하는 것이 자율성을 보장받은 형태로 학습하는 것보다 더 사고의 폭을 좁히고 경직시킬 수 있는 것으로 나타났다. 또한, 감정 조절에 있어서도 자율성을 존중하는 것이 감정적으로 더 안정되는 데에 도움이 되는 것으로 보고되었다. 한 실험에서는 초등학교 5, 6학년 학생에게 자기보다 더 어린 아동에게 특정 과제를 학습시키도록 지도하는 실험이 이루어졌다[3]. 실험에서 한 집단의 학생들에게는 지도하는 것에 대한 보상으로 영화티켓을 주기로 했는데, 보상을 받기로 한 학생들은 그렇지 않은 학생들보다 아동들에게 더 비판적인 형태로 지도했던 것으로 나타났다.

마지막으로 일을 수행하는 끈기에 있어서도 보상을 통해 통제를 받은 아이들보다 자율성을 존중받은 아이들이 더 끈기 있게 과제를 수행하는 것으로 나타났다. 이쯤 되면, 자율성을 존중하는 것이 마치 무슨 만병통치약처럼 느껴지기도 한다. 물론, 매사에 있어서 완벽하게 자율성을 존중할 수도 없고, 무엇이든 지나치게 과한 것은 독이 될 수 있기에 자율성을 존중함에 있어서도 신중해야 하겠지만, 역시 자율성을 존중하는 것은 많은 긍정적인 효과를 발휘하는 것으로 보인다.

결론

사람이 성장한다는 것은 무엇일까? 사람이 성장한다는 것은 결국 부모에게 온전하게 의존적인 상태인 갓난아기에서 부모로부터 독립해서 혼자 살아갈 수 있는 존재로 변화되어 가는 것이다. 이 세상에는 무수히 많은 불확실성이 존재하고, 사람은 성장을 하면서 그만큼의 불확실성 안에서 선택을 하고 책임을 져야 한다. 때로는 잘못된 선택으로 실패를 할 수도 있지만, 그로부터 또 하나의 삶의 지혜를 배울 수 있다. 그러기 위해서는 어린 시절부터 수많은 결정에 자신의 의견과 선택이 존중받았음을 경험할 수 있어야 한다. 그래야 불확실함으로 가득 찬 불안한 세상에서 선택을 하고, 그 선택에 책임을 져 나가는 용기를 배울 수 있을 것이다. 부디 많은 순간 아이들이 자신이 존중받았다고 느낄 수 있기를 바란다.

"자율성을 존중하는 부모의 태도는 아이에게 괴롭힘의 정도뿐만 아니라 괴롭힘의 정도가 변화하는 것과도 중요한 관련성이 있습니다. 자율성을 존중하는 것은 많은 긍정적인 효과를 발휘하게 해 줍니다."

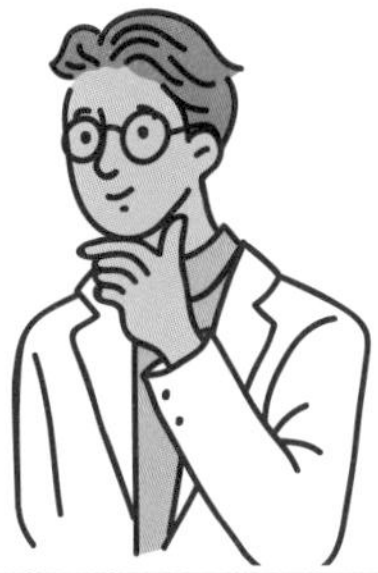

이것만은 알아두세요, 이것이 팩트

1. 아이의 자율성을 키워주는 것은 매우 중요하다.
2. 자율성을 키워주는 가장 좋은 방법은 일상에서 아이가 선택할 수 있는 선택권을 만들어 주고, 그 선택을 인정해주는 것이다.
3. 물론 적절한 한계를 설정하는 것은 필요하다.
4. 결과보다는 아이와 과정의 즐거움을 공유하는 것이 아이가 좋은 어른으로 성장하는 바탕이 될 것이다.

운동의 영향에 대한 소고

1부 운동이 아이의 정신건강에 도움이 될까요?

운동은 많은 연구와 매체를 통해서 신체 건강을 유지해 주는 효과적인 방법으로 알려져 있다. 그렇다면 청소년들에게도 신체 건강을 유지하는 데 효과적인 운동이 많이 활용되고 있을까? 안타깝게도 우리나라 청소년의 운동 비율은 경제협력개발기구(OECD) 국가 중 최하위권을 맴돌고 있다. 특히 여학생은 청소년의 운동 권장량인 하루 1시간, 주 5일 이상 운동을 하는 비율이 14명 중 1명 꼴인 7.1%로 심각한 운동 부족을 보이고 있다. 심지어 우리나라 청소년은 운동 부족뿐만 아니라 상당수가 우울감을 경험하는 것으로 보고되기도 한다. 2018년 발표된 청소년 통계에 의하면, 청소년이 우울감을 경험하는 비율이 25.1% 에 달하는 것으로 나타나 매우 높은 수준으로 드러났다.

그럼 운동은 신체 건강뿐 아니라 청소년의 정신건강에도 도움이 될까? 결론부터 얘기하면, 운동은 청소년의 정신건강에 도움이 된다. 구체적으로 운동이 청소년의 정신건강에 어떻게 도움이 되는지 정서와 인지 측면에서 살펴보자.

정서

운동이 우울 증상에 미치는 영향에 관해서는 많은 연구들이 진행되었다. 이 연구들을 종합 분석하는 연구는 운동의 효과를 측정하기 위해 표준화된 평균 차이(standardized mean differences, SMD)라는 개념을 사용하여 분석한다. 통상적으로 SMD의 절대값이 0.2 미만이면 작고, 0.5 정도면 중간, 0.8 이상이면 효과가 큰 것으로 해석한다.

먼저 우울증을 가진 성인을 대상으로 운동의 효과를 종합 분석한 연구를 살펴보자. 35편의 연구를 분석한 결과 우울증 환자에서 운동을 한 것과 하지 않은 것의 표준화된 평균 차이가 0.62로 의미 있게 운동의 효과가 높은 것으로 나타났다[1].

또한 장기적인 추적 효과 역시 0.33 정도로 단기 효과보다는 낮지만, 의미가 있는 것으로 나타났다. 우울증에 효과적인 것으로 알려진 약물치료와 운동의 효과를 비교한 분석에서는, 두 치료 사이에 의미 있는 효과의 차이가 발견되지 않았으며, 상담치료와 같은 심리치료와 운동의 효과를 비교했을 때도 의미 있는 효과의 차이가 없었던 것으로 나타났다. 이는 운동을 하는 것이 우울증에 도움이 될 수 있음을 시사한다. 다만 운동이 약물치료나 상담치료보다 더 효과가 좋았던 것은 아니므로 심한 우울증이 있을 때 맹목적으로 운동만을 권유하는 것은 조심해야 한다.

다음으로 우울 증상을 가진 아동청소년을 대상으로 한 연구들을 종합 분석한 연구를 살펴보면, 운동의 여부에 따른 표준화된 평균 차이가 0.66으로 나타나 역시 운동이 우울증의 개선에 도움이 되는 것으로 나타났다[2]. 한편 아동청소년의 우울증에서 충분한 강도의 운동과 낮은 강도 운동의 효과를 비교하였을 때에는 둘 사이에 의미 있는 효과의 차이는 관찰되지 않았다. 마지막으로 성인과 마찬가지로 상담과 같은 심리치료와 운동의 효과를 비교했는데, 역시 둘 사이에 의미 있는 효과의 차이가 없어 운동이 우울증에 치료 효과를 가질 수 있음을 시사했다. 우울증 아동청소년에서의 운동의 효과를 살펴본 한 메타분석 연구에서는 운동이 우울 증상을 감소시키는 효과의 크기가 0.48로 나타나 운동이 의미 있게 우울 증상을 감소시킬 수 있다고 보고했다[3].

자아개념

운동이 자아개념에 어떤 영향을 미치는지에 대해서도 많은 연구가 이루어졌다. 자아개념에 대한 연구에서는 연구자 간에 자존감(self-esteem), 자기 가치(self-worth), 자기 개념(self-concept) 등으로 서로 다르게 자아개념을 정의하여 연구해왔음을 우선 알고 있으면 좋겠다. 많은 연구가 최소 6주에서 48주 정도의 운동을 한 후에 운동을 한 집단과

하지 않은 집단 간에 자아개념의 변화에 어떤 차이가 있었는지를 연구한 것이다. 그중 상당수의 연구는 과체중인 소아청소년을 대상자로 포함한 경우가 많았고, 뇌성마비나 천식 환자들을 포함한 연구도 있었다.

이렇게 실험적으로 진행된 18편의 연구를 종합하여 메타분석한 연구에서는 운동을 처방하여 시행한 집단이 그렇지 않은 집단에 비해 의미 있게 자아개념이 긍정적으로 형성되었다는 결과를 발표했다[4]. 또한, 23편의 연구를 종합하여 분석한 다른 체계적 문헌 고찰 연구에서도 운동은 소아청소년의 자아존중감에 긍정적인 역할을 주는 것으로 나타났다[5]. 물론 운동과 자아개념의 관련성에 관한 많은 연구들이 연구대상자 수가 작고, 서로 다른 자아개념의 정의를 사용하고 있는 등 정교하게 과학적인 결론을 내리기에는 아직 부족한 점이 많다. 그럼에도 분명한 것은 많은 연구가 운동이 자아개념에 긍정적인 영향을 미치고 있다고 보고하고 있다는 사실이다.

위에서 본 연구 결과를 통해 운동이 우울과 같은 정서 문제에 도움이 될 수 있다는 것을 확인했다. 그런데, 우리나라 청소년의 경우 학업에 대한 과도한 집중이 운동을 하지 못하도록 하는 하나의 요인으로 지목되기도 한다. 2015년 OECD의 통계를 보더라도 15세 청소년들이 방과 후에 정기적으로 격렬한 운동을 하는 비율이 OECD 평균 52.3%이었으며 미국은 61.8%, 아이슬란드는 70.2%로 매우 높았던 반면, 한국은 36%로 OECD 국가 중 최하위를 기록한 것으로 조사되었다[6]. 그렇다면, 운동은 과연 학생들의 인지기능이나 학업성적에도 긍정적인 영향을 미칠까? 이에 대해서는 다음 글에서 살펴보고자 한다.

2부 운동이 아이의 인지기능에 도움이 될까요?

실행기능

인간의 인지기능 중에 실행기능(executive function)이라는 것이 있다. 실행기능은 문제를 해결하고 행동을 결정하기 위해 필요한 일련의 인지 과정의 종합적인 기능을 말하는 것으로 사람이 사회적 활동을 성공적으로 영위하는 데에 필수적인 기능이라 할 수 있다. 실행기능에는 주의력 조절, 행동 억제, 작업 기억력, 인지적 유연성 등과 같은 인지 기능이 포함된다. 또한 계획을 수립하고, 문제 해결을 위한 전략을 짜며, 추론을 하는 등의 고위 인지 과정들도 포함이 된다. 연구자들은 운동이 실행기능과 어떤 관련성을 가지는지를 알아보기 위해 실험 연구를 진행하는데, 예를 들면, 실험 참가자의 실행기능을 측정한 후에 두 집단으로 나눠서 한 집단만 40분간 운동을 시킨 후 두 집단의 실행기능을 다시 한번 측정하여 비교하는 형태로 실험을 진행한다.

한 연구팀은 이렇게 운동이 소아청소년기와 초기 성인기의 실행기능과 어떤 관련성을 가지는지에 대해 알아보기로 하고, 그동안 진행된 실험 연구 19편을 종합하여 메타분석한 연구 결과를 보고했다. 분석 결과 일회성의 운동 직후에 측정한 실행기능의 차이의 효과 크기가 0.46으로 의미 있는 차이를 보여 운동은 실행기능의 향상에 긍정적인 영향을 미치는 것으로 나타났다. 특히 실행기능의 세부 영역 중 억제력이나 조절력과 같은 실행기능이 의미 있게 향상되는 것으로 나타났다. 다만 장기적으로 꾸준히 실행한 운동의 영향에 대해서는 아직 연구의 수가 충분하지 않아 운동이 장기적으로 실행기능을 높일 수 있다는 충분한 증거를 발견하지는 못했다[1].

학업성적

운동을 열심히 하면 공부도 잘할 수 있을까? 자녀의 학업성적은 많은 부모가 관심을 가질 수밖에 없는 영역이며, 따라서 운동이 학업성적을 좋아지게 하는가에 대한 결론을 내는 것은 생각보다 중요한 문제이다. 외국에서도 학업의 문제는 마찬가지로 중요하다. 학업성적은 대부분 앉아서 공부를 하는 시간과 관련이 있는데, 학교 수업 시간 중 운동 시간과 학업 시간을 어떻게 배분하느냐가 중요해진다. 이처럼 수업 시간의 배분에 대한 것은 정책적으로도 중요한 문제이기 때문에 세계적으로 많은 연구자들이 운동과 학업 성적과의 관련성에 관해 연구를 진행해 왔다.

그 예로 2011년 미국 질병통제예방센터(CDC)는 그동안의 연구 성과를 종합적으로 검토했는데, 다소 허무해 보이지만 '운동은 학업 성적과 긍정적인 상관관계를 갖고 있거나 혹은 관계가 없다.'라고 결론을 내렸다[2]. 한편, 2008년에 미국의 신체활동 가이드라인 자문위원회(Physical Activity Guidelines Advisory Committee)의 보고서에서는 "신체 건강이 학업 성적과 연관성이 있다 하더라도 운동이 학업 성적과 직접적으로 연관되지는 않는다."는 결론을 내리기도 하였다[3]. 이후 다른 연구자들이 발표한 종합 연구에서도 운동과 학업 성적과의 긍정적 상관관계에 대한 연구가 많이 있으나, 확실한 결론은 내릴 수 없다고 보고하기도 했다[4]. 그러나, 이 연구들에서 공통적으로 중요하게 언급하는 점은 최소한 운동이 학업 성적에 부정적 영향을 미치지는 않는다는 점이었다. 따라서, 운동의 다른 장점을 고려하면 운동을 열심히 하는 것이 좋다는 것으로 결론을 짓고 있다.

운동이 도움이 되는 이유는 무엇일까?

운동이 정서나 인지 기능에 긍정적인 영향을 미치는 신경생물학적 기전은 아직 명확히 밝혀지지 않았다. 다만, 많은 연구자들이 뇌과학적 접근을 통해 운동이 뇌혈류의 개선을 통한 산소 공급의 증가를 원활히 하여 뇌의 기능을 활성화시키거나, 세로토닌이나 노르에피네프린 등과 같은 신경전달물질의 활성 증가 및 뇌 발달을 촉진시키는 뇌유래신경영양인자

(Brain-Derived Neurotrophic Factor: BDNF)나 신경성장인자(nerve growth factor)와 같은 물질이 뇌의 기능을 활성화시킬 것이라는 가설을 제시하고 있다. 특히 인간의 고위인지기능을 주로 담당하는 것으로 알려진 전전두엽의 뇌혈류가 운동 직후에 뇌의 다른 영역에 비해 더 많이 증가하는 것이 실행기능의 향상과 관련성이 있을 것이라는 가설이 제시되고 있다. 또한, 지속적인 운동과 장기적인 실행기능의 긍정적 변화 사이에는 전전두엽의 뇌신경간 구조적 연결성의 증가와 관련 있을 것이라는 가설도 함께 제시되고 있다[1].

운동은 어떻게 하는 것이 좋을까?

운동은 어떻게 하는 것이 아이들에게 효과적으로 도움이 될까? 연구들은 운동의 방식에 따라서 효과가 다르게 나타날 수 있음을 지적한다. 이에 한 메타분석에서는 우울에 효과적인 운동의 형태에 대해서 분석을 시행했다. 결론은 가벼운 운동보다는 중간 이상의 강도로 운동을 하는 것이 효과적이며, 무산소 운동보다는 유산소 운동(예: 걷기, 자전거, 수영 등)이나 혼합 형태의 운동을 하는 것이 더 효과적이라고 보고하였다. 또한 혼자서 운동하는 것보다는 누군가의 지도하에 운동하는 것이 더 효과적이라는 결과도 함께 제시하였다[5].

아이들이 운동을 얼마나 어떻게 해야 할까?

이에 대해서는 국제적으로 여러 가이드라인이 개발되어 발표되었는데, 2010년 세계보건기구(WHO)에서 발표한 가이드라인에서는 5-17 세 아동의 경우 매일 한 시간 이상, 중간 강도 이상의 운동을 할 것을 권고하고 있다. 또한 유산소 운동을 중심으로, 일주일에 3회 이상은 근력과 뼈를 강화시킬 수 있는 격렬한 운동을 더 하도록 권고하고 있다[6]. 캐나다에서 제시한 가이드라인에서도 WHO 가이드라인과 유사하게 다양한 유산소 운동을 포함한 중간 강도 이상의 운동을 하루에 1시간 이상 할 것을 권고하며, 일주일에 3일 이상은 격렬한 운동을 함께 할 것을 권고하였다. 또한 그 외에도 약한 강도의 운동을 몇 시간씩 함께 할 것을 권고했다[7]. 여기서 중간 강도의 운동이란 휴식기 대사율 대비 3-6배(3-6 metabolic equivalents: METs) 정도가 되는 강도의 운동을 뜻하며, 경쾌한 걸음, 가벼운 자전거 타기, 가벼운 수영, 댄스, 가벼운 체조 등이 이에 해당된다. 이보다 강한 격렬한 운동은 휴식기 대사율 대비 6배(6 METs) 이상이 되는 강도의 운동으로 달리기, 계단 오르기, 스쿼트, 줄넘기, 버피테스트 같은 운동과 축구와 같은 격렬한 스포츠 활동이 포함된다.

"운동은 아이의 인지기능에 도움을 줍니다. 운동이 학업성적까지 올려준다는 명확한 근거는 없지만, 최소한 학업을 방해하지는 않습니다. 그리고 운동은 우울증 같은 아이의 정서 개선에 도움이 됩니다."

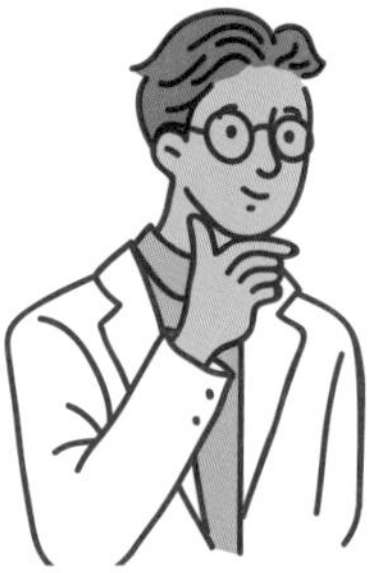

이것만은 알아두세요, 이것이 팩트

1. 운동은 우울증과 같은 아이의 정서 개선에 도움이 된다.
2. 운동은 아이의 인지기능에도 도움이 된다.
3. 운동이 학업성적까지 올려준다는 명확한 근거는 없지만, 최소한 학업을 방해하지는 않는다.
4. 매일 유산소 운동을 1시간 이상 하는 것이 좋다.
5. 일주일에 3회 이상은 근력 운동 등 격렬한 운동을 하는 것이 좋다.

스마트폰 때문에 틱이 생기나요?

우리나라의 스마트폰 사용 연령은 점점 낮아지고 있다. 미래창조과학부와 한국정보화진흥원이 발간한 '2017년 스마트폰 과의존 실태조사' 결과에 따르면, 유아동의 스마트폰 과의존 위험률이 19.1%에 이르는 것으로 나타났다.
재미있는 것은 부모가 스마트폰 과의존 위험군인 경우 자녀가 위험군에 속하는 비율(25.4%)이 그렇지 않은 경우(20.2%)보다 높다는 점이다. 즉, 부모가 스마트폰을 많이 사용하면 자녀가 어린 시절부터 노출될 가능성이 높다고 해석할 수 있다. 과도한 스마트폰 사용이 아이들의 건강에 미칠 수 있는 영향은 매우 다양하지만, 여기서는 틱장애에 대해 다뤄보겠다.

틱장애는 주로 소아청소년기에 발생하며, 틱 증상뿐 아니라 다양한 정신질환을 동반하면서 만성적으로 완화와 악화를 반복하고, 이는 학습과 친구 관계의 어려움으로 이어진다. 일부는 증상이 성인기까지 이어져 결혼과 직업 등 사회생활에 지장을 초래하기도 한다. 틱장애의 발병과 악화 요인에 관한 현재까지의 연구 결과는 대부분 유전 원인과 같은 신경생물학적 요인에 집중되어 있다. 하지만 틱장애의 발병이 유전 원인으로만 설명되지는 않는다. 이는 일란성 쌍둥이에서의 일치율이 100%가 되지 않는다는 점[1]과 동시에 발병한 일란성 쌍둥이의 경우에도 틱 증상의 정도가 서로 다르다는 점에서 확인할 수 있다[2]. 따라서 틱장애는 유전 요인과 환경 요인 간의 상호작용으로 발생하는 것으로 결론 내릴 수 있다.

틱장애 발병의 신경생물학적 요인을 탐색한 연구는 많은 반면 환경 요인에 관한 연구는 수가 매우 부족하다. 비록 관련 연구들은 부족하지만, 예전부터 주위 환경의 스트레스가 틱장애에 영향을 준다는 사실은 널리 알려져 있다. 특정 스트레스가 틱 증상에 어떤 영향을 주는지는 아직 명확하지는 않지만, 분명한 것은 생활환경과 관련된 스트레스가 틱 증상을 악화시키는 요인으로 작용한다는 점이다[3].

틱과 관련된 스트레스 요인들은 크게 내부 요인과 외부 요인으로 나눌 수 있다. 내부 요인은 틱 증상이 나타나기 전에 신체에 느껴지는 일종의 불편한 느낌인 전조감각충동이다.

예를 들면 신체 내부가 간지러운 느낌, 머리가 압박되는 느낌처럼 나타난다. 또한 불안, 긴장, 좌절감, 감정적 흥분, 지루함, 피로 등도 올 수 있다. 외부 요인으로는 TV와 같은 미디어 시청, 혼자 남겨진 상황, 수동적인 활동 참여, 새로운 학교 혹은 새 학기의 시작, 사회적 모임 참여 등을 포함한다[4]. 하지만 이러한 환경적 스트레스 요인이 틱 증상을 악화시키는 기전은 아직 명확하게 밝혀지지 않았다. 뚜렛증후군(운동 틱과 음성 틱 증상이 모두 나타나면서 증상의 지속기간이 1년 이상인 경우)

관련 연구에서 시상하부-뇌하수체-부신 축[hypothalamic-pituitary-adrenocortical (HPA) axis]과 자율신경계(autonomic nervous system)의 반응성이 과도하게 항진된 것이 스트레스 요인과 틱 증상을 매개하는 기전으로 제시되고 있다있다[5,6]. 환경 스트레스 요인이 대뇌 운동 영역을 과활성화시키면서 운동조절을 방해하여 틱 증상에 영향을 준다는 가설도 있다[7]. 하지만 아직까지 위와 같은 가설을 입증하기 위한 연구 결과는 부족하므로 결론을 내리기는 어렵다.

한 가지 재미있는 점은, 스트레스와 틱장애와 관련한 연구에서 일상적이지 않은 큰 사건보다는 일상적으로 발생하는 소소한 자극들이 틱장애 아이들에게 더 큰 스트레스를 줄 수 있다는 것이다[8]. 현시대를 살아가는 소아청소년이 겪는 부모와의 갈등의 주요 원인 중 하나가 스마트폰 사용 여부이다. 아이들에게 스마트폰은 단순히 전화기가 아닌 음악 감상, 게임 등의 즐거움을 주는 도구이며 자신만의 네트워크를 형성하고 또래 관계를 강화하는 수단으로 자리잡았다. 하지만 사용시간이 늘어나면서 두통, 피로, 주의력 결핍, 졸림 등의 신체적인 문제를 발생시킨다[9]. 과도한 요금으로 인해 부모와의 갈등이 심화되며, 학교에서는 교사와의 마찰, 일탈 행동으로 인한 또래관계 문제가 발생할 수 있다[10]. 현재까지 스마트폰의 과도한 사용과 틱장애 발병과의 직접적인 관련성을 보고한 연구는 없다. 하지만 일상생활에서 스마트폰 사용으로 인해 발생하는 소소한 자극과 갈등 상황이 틱장애를 가진 아이들의 틱 증상을 악화시키는 요인이 될 수 있음은 충분히 추정할 수 있다.

지금까지의 연구 결과들을 살펴보면 스마트폰과 같은 외부 요인은 정신질환의 발병에 관여하기보다는 증상을 악화시키거나 완화시키는 요인으로 평가된다[3]. 한가지 중요한 점은, 환경 요인이 틱 증상에 미치는 영향은 개인에 따라 다양하며 그 정도에 있어서도 개인차가 매우 크다는 것이다[4]. 다시 말해, 어떤 환자에게는 악화 요인으로 작용하기도 하지만 다른 환자에게는 그렇지 않을 때도 있다는 점이다.

현대사회에서 스마트폰은 아이에게서 뗄 수 없는 일상의 필수 도구가 되었고, 그 수요는 앞으로 더욱 증가할 것으로 예상된다. 따라서 단지 "스마트폰을 많이 사용하면 신체적 혹은 정신적인 문제가 발생할 수 있으므로 사용을 제한해야 한다."라는 주장은 아이에게 설득력을 갖기 어려울 것이다. 아이가 스마트폰을 반복적으로 찾는 이유는 재미있기 때문이다. 어려운 일이지만, 감정이 없는 기계와의 교류 대신 일상생활에서 부모와 놀고 대화하는 것이 더욱 재미있음을 경험하도록 하는 것이 아이와의 스마트폰 전쟁에 대처하는 부모의 가장 좋은 전략이 될 수 있다. 무엇보다도 가장 우선적으로 필요한 것은 아이에 앞서 부모 스스로 스마트폰으로부터 멀어지려는 노력이다.

2017년 스마트폰 과의존 실태 조사

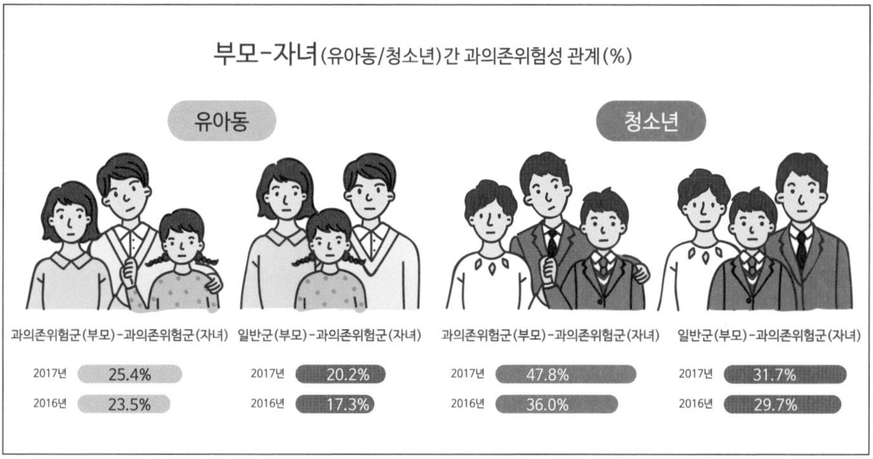

"예전부터 주위 환경의 스트레스가 틱장애에 영향을 준다는 사실은 널리 알려져 있습니다. 특정 스트레스가 틱 증상에 어떤 영향을 주는지는 아직 명확하지는 않지만, 분명한 것은 생활환경과 관련된 스트레스가 틱 증상을 악화시키는 요인으로 작용합니다. 스마트폰 사용으로 인해 부모와의 갈등이 심화되며, 학교에서는 교사와의 마찰, 일탈 행동으로 인한 또래관계 문제가 발생할 수 있습니다. 일상생활에서 스마트폰 사용으로 인해 발생하는 소소한 자극과 갈등 상황이 틱장애를 가진 아이들의 틱 증상을 악화시키는 요인이 될 수 있습니다."

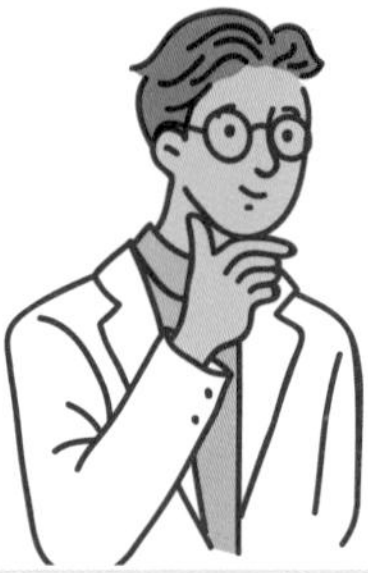

이것만은 알아두세요, 이것이 팩트

1. 큰 사건보다는 일상적으로 발생하는 소소한 자극들이 틱장애 아이들에게 더 큰 스트레스 요인으로 작용할 수 있다.
2. 일상생활에서 스마트폰 사용으로 인해 발생한 소소한 자극과 갈등 상황이 틱장애를 가진 아이들의 틱 증상을 악화시키는 요인이 될 수 있다.
3. 스마트폰이 틱장애의 발병 원인은 아니지만 증상을 악화시킬 수 있는 외부 요인 중 하나임은 분명하다.
4. 아이와의 스마트폰 전쟁에 대처하기 위해서는 부모부터 스마트폰으로부터 멀어져야 한다.

대기오염은 어린이의 정신건강에 해로운가요?

오늘도 '미세먼지 농도 나쁨'으로 일기예보가 나왔다.
초등학생과 중학생을 자녀로 둔 지원씨는 매일 전날 저녁부터 아침 등교 전까지 일기예보를 확인하고 또 확인한다.
5월인데 벌써 수은주가 30도까지 치솟는다. 미세먼지 때문에 창문도 열 수 없다. 아이들에게 해롭진 않을까? 그래도 어제까지 '초미세먼지 경보'였으니 오늘은 어제보다 괜찮은걸까? 매일이 미세먼지와의 전쟁과 다름없다.
지원 씨는 오늘도 아이들에게 마스크를 채워주며, 오가는 길에 절대 마스크를 벗지 말라고 당부하며 아이들을 등교시킨다.
한창 자라고 있는 아동청소년에게 미세먼지가 어떤 영향을 끼칠지, 그저 불안하기만 하다.

연일 '미세먼지 농도 나쁨, 노약자 야외활동 자제'라는 기사가 보도된다. 사람들은 하루 일과를 시작할 때 대기오염의 정도를 가늠해 활동 범위를 정하기도 한다. 마스크는 호흡기 질환을 가지고 있을 때만 착용하는 것이 아니라 유해한 외부 환경으로부터 자신의 신체를 보호하겠다는 뜻이기도 하다. 특히 미세먼지가 발달 과정에 있는 아동청소년에게 끼칠 영향에 대해 불안감이 고조되고 있다.

대기오염에 대해 의학 영역에서 관심을 가진 것은 언제부터일까? 대기오염으로 인한 위해는 1930년 벨기에의 뮤즈 벨리, 1948년 미국 펜실베이니아 주의 도노라, 1952년 런던 스모그 등 대규모 재난을 겪으며 알려졌다. 이는 매우 높은 수준의 대기오염에 의해 건강피해가 증가했던 사례들이다. 1990년대 초에 대기환경기준 이하의 농도에서도 대기오염 농도가 높을수록 사망 위험이 증가한다는 하버드 대학의 연구결과가 발표되었다. 이 후로 대기오염에 대한 관심과 우려가 크게 증가되고 세계적으로 대기환경기준이 더욱 강화되는 추세이다.

대기오염 물질 중 주요 원인인 미세먼지를 분류하는 단위는 particulate matter의 약자인 PM으로 측정기술의 발전에 따라 세분화되었다. PM 10은 지름이 10 마이크로미터 이하의 PM을 뜻하고 PM 2.5 이하는 미세먼지, PM 1 또는 0.1 이하는 초미세먼지로 분류된다. 성분의 차이로는 황사와 같은 부유 먼지는 토양, 소각 과정의 검댕에서 기원하고, 미세먼지는 발전소나 자동차에서 발생한다. 20 마이크로미터 이상의 먼지는 상기도까지만 침투할 수 있고 5 마이크로미터 이하의 먼지는 폐포까지 침투할 수 있다.

미세먼지는 건강에 어떤 영향을 줄까?

세계보건기구(WHO)가 수행한 메타분석 연구 결과에 의하면 연중 대기질 기준에 의거한 미세먼지에 장기간 노출 시 PM 2.5 10 ㎍/m^3 증가마다 30세 이상 성인 기준으로 22개월의 기대여명 손실이 발생한다. 앞서 말한 대로 미세먼지는 폐 깊숙이 침투하고 미세먼지의 표면에는 중금속이 흡착되어 있어 직접 폐포에 국소적인 영향을 줘 폐렴, 천식, 만성 폐쇄성 폐질환을 일으키고 폐암의 발병 위험도를 높인다. 대규모 역학 연구인 하버드 6개 도시(Harvard Six Cities) 연구에서는 1974년부터 2009년까지 6개 도시의 폐암 발생과 도시별 연평균 PM 2.5 수치 사이의 관련성을 관찰했고 연중 평균 PM 2.5 수치가 10 ㎍/m^3 증가 시 폐암 발생의 비교 위험도(특정 노출과 질병 발생 간의 연관성)가 1.37로 증가했다. 마찬가지로 대규모 역학 연구에서 미세먼지와 심혈관 질환과 사망, 뇌혈관 질환과의 연관성에 대해 많은 연구 결과들이 축적되고 있다.

미세먼지는 정신건강에 어떤 영향을 줄까?

최근 국내외 연구에서 PM 2.5 수치의 상승과 우울증, 자살 시도, 불안증상 사이에 양의 상관관계를 가진다고 발표했다. 2018년에 영국정신의학저널(The British Journal of Psychiatry)에 발표된 우울증과 자살,

그리고 PM 수치 사이의 연관성에 대한 메타분석 연구[1]를 살펴보면, 일반 인구에서 PM 2.5 수치가 10 ㎍/m^3 증가하면 우울증의 발생이 19% 증가했고 자살은 5% 증가했다. 반면 PM 10 (황사의 주요 구성 물질) 노출과 우울증, 자살 시도 사이에는 연관성이 관찰되지 않았다.

주목할 점은 축적된 PM 2.5 즉, 장기간의 미세먼지 노출은 우울증 발생과 강력한 연관성을 가질 수 있다는 것이다. 이처럼 특정 노출과 질병과의 관계를 밝히는 연구는 두 변수 사이에 여러 가지 요인을 고려해야 하므로 연구를 구상하고 결론을 도출하는 데 주의를 요한다. 우선 환자-대조군 연구를 하기 어렵고 같은 지역에 거주한다고 해서 개개인의 특정 환경의 노출 정도가 동일하다고 보기는 어렵다. 그리고 질병이 발생하는 데는 특정 노출 이외에 다른 요인들이 직간접적으로 관여할 수 있는데 예를 들어 미세먼지 수치가 높은 날은 그렇지 않은 날에 비해 실외로 나가지 않아 신체활동이 줄거나 이웃과의 상호작용을 적게 하거나 일조량이 적어져 우울 증상이 나타날 수 있다(그림).

미세먼지만으로도 우울 증상이 나타날 수도 있고 미세먼지가 다른 요인에 영향을 주어 우울 증상이 나타날 수도 있는 것이다.

이러한 점을 보완하기 위해 단면 연구가 아닌 대규모의 추적 관찰 연구가 필요하다.

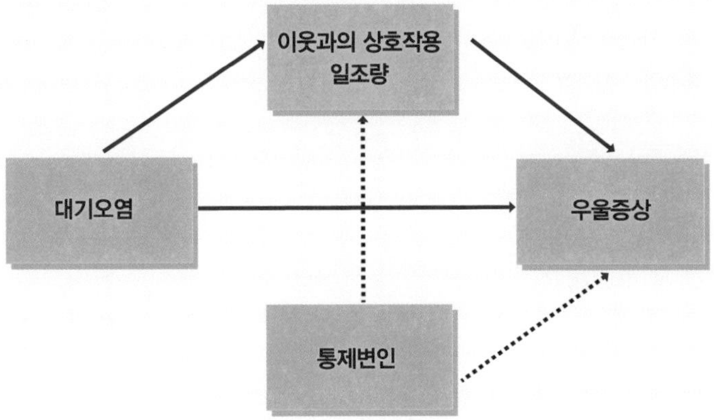

미세먼지와 우울증상 발생 사이에 영향을 미치는 다른 요인들

기존 연구에서는 노인의 경우 대기오염 노출과 우울 증상 발생 사이에 연관성을 보였다. 현재까지 대기오염이 어린이의 정신건강에 어떤 영향을 주는지 아동청소년을 대상으로 수행한 연구는 많지 않다. 2019년에 발표된 284명의 아동을 대상으로 한 런던 출생 코호트 연구[2]에 따르면 아동기의 미세먼지 노출이 청소년기의 우울증 발생과 양의 상관관계를 보였다. 자세히 살펴보면, 연구 참여자가 12세였던 2007년의 연중 평균 PM 2.5 와 NO (일산화질소) 농도를 측정하고 12세와 18세 두 차례에 걸

쳐 정신과적 평가를 했다. 이때 불안, 우울, 품행장애, ADHD 증상에 대한 진단평가를 시행했다. 연구 참여자가 12세에 시행한 평가에서 불안, 우울, 품행장애, ADHD 증상과 당해 대기오염 농도 사이에 연관성은 없었다. 18세에 시행한 평가에서 12세 때 노출된 대기오염의 농도와 우울증 진단 사이에 양의 상관관계를 보였고 이 결과는 성별, 사회경제적 수준, 가족의 정신병력 유무, 아동기 학대, 12세에 시행한 정신과적 평가, 흡연을 보정한 결과이다. 결론적으로 아동기의 대기오염 노출이 후기 청소년기 우울증 발생과 연관성을 가질 수 있음을 시사한다.

PM 노출이 우울증을 일으키는 기전은 아직까지 명확하지 않지만 최근 유전자 변형 동물 실험을 통해 산화 스트레스가 주요한 기전임을 밝혔다. Nrf2는 항산화 스트레스 효과(anti-oxidative stress effect)를 가지는 유전자로 Nrf2 knockout (Nrf2 유전자를 제거한) 쥐를 9-12주 동안 다양한 농도의 PM 2.5에 노출시켰다. Nrf2 knockout 쥐는 우울증과 유사한 행동 패턴을 보였고 이는 PM 2.5 농도에 비례했다. 저자들은 PM 2.5로 인한 우울증 유사 행동은 염증반응을 일으키는 특정 신호전달 체계(Nrf2/NLRP3)와 산화 스트레스를 통해 유발된다고 설명했다[3].

그렇다면 대기오염은 발달 과정에 있는 어린이의 뇌신경 발달에 어떤 영향을 줄까?

임신 기간 중 특정 노출은 자궁 내 환경과 태반 기능의 변화를 통해 태아에게 전달될 수 있으며 뇌신경 발달 과정은 유전적 요인과 외부 요인 모두에 의해 결정된다. 비교적 최근에 대기오염과 뇌신경 발달에 대한 연구가 활발히 이루어지고 있는데 상반된 연구 결과들이 나오고 있어서 아직까지는 하나의 결론을 내리기는 어려운 상태이다[4]. 하지만 2017년 북미에서 시행한 대규모 코호트 연구에서 임신 3기(임신 마지막 3개월)에 노출된 미세먼지가 높을수록 저체중 출산이 증가했다는 연구 결과가 보고되었다[5]. 특히 저체중 출산과 같은 주산기 문제는 자폐스펙트럼장애, ADHD, 조현병 등 태아의 신경발달장애의 위험을 높인다. 현재까지 나온 결과를 종합해봤을 때 특히 산모는 미세먼지농도에 관심을 가지고 주의를 기울여야 한다. 또한 실내 대기오염의 원인 중 하나인 간접흡연(secondhand smoking, 수동흡연(passive smoking)이라고도 한다)이 아동 ADHD의 발병 위험을 높인다는 연구 결과[6]는 꾸준히 축적되고 있어 실외 대기오염뿐 아니라 실내 오염을 줄이기 위한 노력도 필요하다.

우리를 둘러싸고 있는 공기, 어떻게 대처하면 좋을까?

미세먼지에 대한 대책은 발생원, 경보와 예보, 개인행동지침 등에 대한 관리 영역으로 나누어지며, 원칙적으로 발생 원인을 조절하는 방법이 가장 중요하다. 미세먼지의 노출이 건강에 끼치는 영향에 대한 연구를 기반으로 한 가이드라인에 따라 경보와 예보 수준을 조절해야 한다. 국가 차원에서 발생 원인을 조절하고 예보하는 것 이외에 개인이 취할 수 있는 방법으로는 미세먼지농도 예보를 확인하여 농도가 높은 날은 가급적 실외 활동을 피하고, 피할 수 없다면 코와 입 그리고 노출되는 신체 부위를 씻어 미세먼지로부터 청결을 유지하는 것이 중요하다. 항간에 떠도는 속설 중 미세먼지가 심한 날 돼지고기를 먹으면 미세먼지를 씻어낼 수 있다는 말이 있다. 하지만 미세먼지가 일으키는 건강 위해 기전을 떠올려본다면 산화작용을 막기 위해 항산화작용을 돕는 음식 즉, 비타민 함량이 높은 과일, 채소, 녹조류를 먹는 것이 도움이 된다. 또한 미세먼지로 인해 자칫 간과할 수 있는 신체 활동과 대인 관계를 유지하면서 우리의 건강을 지켜나가야 하겠다.

"장기간의 미세먼지 노출은 우울증 발생과 강력한 연관성을 가질 수 있습니다. 하지만 미세먼지로 인해 우울 증상이 나타날 수도 있고 미세먼지가 다른 요인에 영향을 주어 우울 증상이 나타날 수도 있기 때문에 인과 관계를 밝히기 위해서는 대규모의 추적 관찰 연구가 필요합니다. 최근에 대기오염과 뇌신경 발달에 대한 연구가 활발히 이루어지고 있습니다. 상반된 연구 결과들이 나오고 있어서 아직까지는 하나의 결론을 내리기는 어려운 상태이지만 특히 미세먼지농도가 산모에 미치는 영향에 대해서는 관심을 가지고 주의를 기울여야 할 것입니다. 실외 대기오염뿐 아니라 실내 오염을 줄이기 위한 노력도 필요합니다."

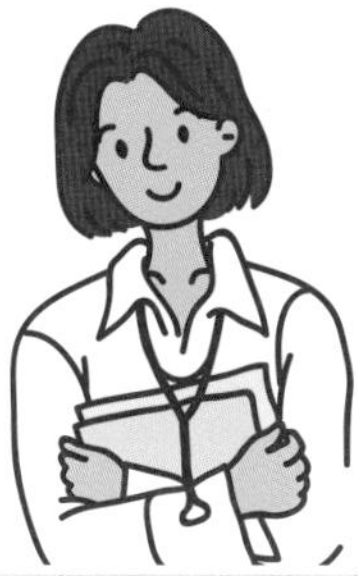

이것만은 알아두세요, 이것이 팩트

1. 높은 미세먼지 수치는 우울증 발생과 양의 상관관계를 보이며 미세먼지가 미치는 정신건강 위해 기전은 산화 스트레스 작용에 의해 매개된다.
2. 아직까지 미세먼지가 어린이의 뇌신경 발달에 끼치는 영향에 대해 일치된 연구 결과는 없으나 저체중 출산, 조산과 같은 주산기 문제와 연관성이 높아 산모의 경우 주의를 요한다.

아이의 정신질환은 더 잘 유전되나요?

2016년에 발표된 국가정신질환실태 역학조사에 따르면 정신질환의 평생 유병율은 25.4%로 전 국민 4명 중 1명은 평생 동안 한 번은 정신질환을 경험한다고 한다. 우리나라 국민 대부분은 자신 또는 가족이 정신질환을 가진다고 볼 수 있다.
병원에 방문하는 아동청소년의 부모는 자신이나 친척이 정신질환이 있는데 아이는 괜찮을지, 다른 자녀도 위험성이 있는지, 아이의 정신건강 문제가 자신의 정신질환 때문인지 등에 대해 자주 질문한다. 이 질환이 유전에 의한 것인지 많이 궁금해하는 것이다.
과연 정신질환은 실제로 유전이 되는 걸까? 그렇다면 그 확률은 얼마나 되는 걸까?

유전 정보는 유전자를 통해 부모로부터 자녀에게 전달되며 신체와 정신의 여러 특성을 결정하는 역할을 한다. 다운 증후군, 혈우병 등과 같은 선천 유전 질환은 단일 유전자의 이상에 의해 생기는데 부모가 이러한 선천 유전 질환을 가지고 있더라도 자녀에게 100% 유전되는 것은 아니다. 유전 전달 방식이나 각 유전자가 실제로 신체에 나타나는 방식에 따라 자녀에게 그 질환이 생길 수 있는 확률이 달라진다. 이에 반해 고혈압, 당뇨병, 심혈관 질환 등과 같은 대부분의 신체질환과 정신질환은 몇 개 혹은 다수의 유전자가 함께 작용하여 병을 일으키며, 환경 요인이 유전자와 상호작용하여 질병을 일으키는데 관여한다. 정신질환의 이러한 복합적인 유전 특성으로 인해 유전학의 발전에도 불구하고 그 원인을 규명하는 일은 쉽지 않다. 또한 각 정신질환마다 환경 요인과 유전 요인이 질병의 발병에 영향을 미치는 정도가 달라 유전 확률은 질병의 종류에 따라 달라진다.

비교적 어린 나이에 발병하는 정신질환, 예를 들어 주의력결핍과잉행동장애(ADHD), 자폐스펙트럼장애, 조현병 등은 그 발병요인에 유전 요인이 강하게 영향을 주는 것으로 알려져 있다. 반면 우울장애나 불안장애의 유전율은 더 낮은 것으로 추정된다. 특정 질환이 발생하는데 유전 요인이 얼마나 작용하는지 알아보기 위해서는 우선 혈연관계에 있는 가족, 친척에 같은 병이 얼마나 많이 발생하는지를 파악한다. 일반 인구에서 특정 질병이 발생하는 빈도보다 특정 질병을 가진 환자의 가족에서 그 질병이 발생하는 빈도가 높다면, 이는 유전 요인이 질병의 발생에 어느 정도 영향을 준다고 생각할 수 있다. 또한 유전자 구성이 같은 일란성 쌍둥이와 유전자 구성이 다른 형제군, 또는 일란성 쌍둥이이지만 입양 등의 이유로 다른 환경에서 자란 경우의 질병 발생률을 비교해 봄으로써 유전율의 정도를 알아보기도 한다.

질 환	유전율
자폐스펙트럼장애	60–90%
주의력결핍과잉행동장애	~76%
불안장애	20–40%
품행장애	39–63%
소아우울장애	16–43%
파괴적 기분조절부전장애/ 과민함/정서조절부전	63–75%
학습장애	58–65%
적대적 반항장애	21–57%
강박장애	39–41%
뚜렛장애	~77%

현재까지 진행된 쌍둥이, 가족 및 입양아 연구에 바탕을 둔 주요 소아청소년 정신질환의 유전율[1]

먼저 ADHD의 유전율에 대해 알아보자. 주의력결핍과잉행동장애는 학령기 아동의 2-10%가 가지는 정신건강 문제이다. 과잉행동, 충동성과 부주의함을 특징으로 하며 30-60%는 성인기까지도 지속되어 학업 성취 저하와 가족, 대인관계 문제 등을 발생시킨다. ADHD의 발병에는 출산 시 저체중, 독소 노출, 주산기 합병증 등과 같은 환경 요인이 영향을 주는 것으로 나타났으나 유전 요인이 중요한 것으로 밝혀졌다. 1992년 미국에서 시행된 5,067명의 4세에서 12세 사이 아동을 대상으로 한 대규모 쌍둥이 연구에서 유전자형이 일치하는 일란성 쌍둥이의 ADHD 발생률이 유전자형이 일치하지 않는 이란성 쌍둥이에 비해 높은 것으로 나타났으며 그 유전율은 75-90%에 달하는 것으로 추정되었다. 일란성 쌍둥이는 높은 질병 일치율(68-81%)을 보였고 자녀, 형제, 부모 등 일차 친척에서는 보통 정도의 질병 일치율(20%)을 보였다. 부모에게 ADHD가 있으면 자녀는 57% 정도의 위험률을 가진다고 한다[2]. 이러한 높은 유전율 때문에 ADHD를 치료받기 위해 온 아동의 부모가 자신의 주의집중 문제를 인식하게 되어 같이 치료를 받기도 한다. 이렇게 높은 유전율을 가지지만 ADHD와 관련 있다고 알려진 유전자, 예를 들면 카테콜라민 계통의 도파민 전달 유전자(DAT1)나 도파민 4번 수용체 유전자(DRD4)와 같은 각각의 개별 유전자가 질병의 발생을 증가시키는 비율은 크지 않다. 하나의 유전자가 아닌 여러 가지 유전자의 변이, 유전자-환경 간의 상호작용 등이 질병을 발생시키기 때문이다.

자폐스펙트럼장애는 사회적 의사소통과 상호작용 영역에서 어려움이 있고 반복적이고 제한된 관심사를 가지는 질환이다. ADHD와 함께 신경발달장애로 분류되어 있으며 언어 발달이 늦거나 눈맞춤이 안 되는 문제로 영유아 시기에 발견되는 경우가 많다. 미국의 유병율 조사에서는 68명당 1명 꼴로 자폐스펙트럼장애를 가지는 것으로 나타났으며 남아가 여

아에 비해 5배 많게 진단된다. 우리나라는 2011년 7-12세 학생들을 대상으로 선별 검사와 진단적 면접을 시행하였고 2.6% 정도의 유병율이 보고되었다[3]. 자폐스펙트럼장애 또한 질환의 발병에 유전 요인이 중요한 역할을 하는 것으로 알려져 있다. 자폐스펙트럼장애를 가진 아동의 형제자매가 자폐스펙트럼장애를 가질 위험은 일반 인구의 50-200배이며 자폐스펙트럼장애를 가지지 않은 형제 자매에서도 경한 정도의 의사소통과 사회 기술 발달의 어려움을 가지는 비율이 높다. 일란성 쌍둥이의 경우 자폐증의 일치율이 36-96%에 달하나 이란성 쌍둥이의 일치율은 0-27% 정도이다. 자폐증의 유전율이 90%에 이를 정도로 높게 나타나지만 유전자 요인들이 다양하며 복합적이어서 알려진 바가 많지 않다.

틱 증상은 아동이 불수의적으로 갑작스러운 움직임이나 소리를 내는 증상을 말하며 아동청소년기 동안 4-24%가 경험한다. 증상이 1년 이상 지속되는 만성 틱장애의 유병율은 3-4%이며 음성 틱과 운동 틱 증상을 모두 가지는 뚜렛 증후군은 1% 정도이다. 쌍둥이와 가족 연구들을 보면 뚜렛 증후군은 유전율이 높은 것으로 나타났다. 뚜렛 증후군의 경우 일란성 쌍둥이 연구에서 50-70%가 일치하는 것으로 나타났고 틱 장애는 70-95%가 일치하는 것으로 나타났으나 이란성 쌍둥이의 일치율은 8-23%였다. 뚜렛 증후군 환자의 1차 가족은 일반 인구에 비해 뚜렛 증후군의 위험도가 10-100배 증가하며 부모가 뚜렛 증후군을 가진 경우, 자녀가 뚜렛 증후군을 가질 위험성은 10-15%, 틱장애를 가질 위험은 20-29%이다. 만성 틱장애 환자의 1차 가족의 위험도는 일반 인구에 비해 7-22배 증가한다[4]. 가족 연구에서 틱장애와 뚜렛 증후군의 유전율은 25-77% 로 보고된다. 도파민 수용체 또는 전달체 등 신경전달물질과 관련된 유전자와 그 외 여러 유전자의 이상이 보고되고 있다.

이처럼 정신질환은 그 정도의 차이는 있으나 유전 요인이 관여하며 부모의 양육 태도, 사회 적응 기술, 대인 관계 경험, 학습 경험 등 다양한 환경 요인들이 질병의 발생에 영향을 준다. 이러한 이유에서 오랜 기간 정신 질환에 대한 활발한 유전 연구가 이루어졌음에도 불구하고 발병 원인과 진단, 치료에 대한 유전 연구는 지속적으로 더 필요한 실정이다. 안타깝게도 현재까지는 대부분의 흔한 정신질환의 유전율을 예측할 수 있는 유전 검사는 없다. 정신질환의 종류에 따라 유전율의 정도가 다르기 때문에 이러한 문제로 고민 중이라면 소아정신과에 방문하여 상담을 받아볼 것을 권유한다. 자녀가 정신건강 문제로 어려움을 호소할 때, 부모가 가진 정신건강 문제나 양육 태도가 아이에게 미치는 영향은 없는지, 정신건강 문제가 지금 나타나고 있지는 않은 다른 형제자매들은 위험성이 있는지 알아둘 필요가 있다. 그리고 부모가 정신건강 문제를 앓고 있는 경우에도 자녀가 가질 수 있는 정신질환의 위험성이 어느 정도인지 알고 있어야 하며, 어떻게 도와야 정신건강 문제가 발생할 위험성을 줄일 수 있는지, 질병 발생 초기에 나타나는 증상에는 어떤 것들이 있는지 등에 대해 상담을 받아볼 필요가 있다. 자폐스펙트럼장애나 언어 장애 등은 질병을 조기에 발견하여 일찍 중재를 시작하는 것이 질병의 경과나 예후에 영향을 미친다. 스트레스에 대처하고 조절하는 전략을 배우고 질병 발병의 위험 인자에 주의를 기울이는 등 환경 요인을 조절해주면 질환이 시작되었다 하더라도 병의 심각도와 경과에 영향을 주어 치료 기간이 짧아지거나 재발을 줄이고 기능을 더 좋게 유지하게 하는 등 긍정적인 결과가 나타나기 때문이다.

유전자 검사가 필요한 경우: 다음 중 2가지 이상에 해당하는 경우[1]

1) 여러 선천적 기형 동반 시 (예: 심혈관계, 폐, 위장관계 등)
2) 지적 장애를 동반한 경우
3) 특이하거나 비정상적인 얼굴 형태를 가진 경우
4) 가족 중 여러 명이 동일 질병을 가진 경우

유전율 산출 방법[1]

유전율은 특정한 표현형이 정상 표현형과 다를 경우, 이러한 표현형의 변화에 유전 변이가 얼마나 기여하는지를 설명하는 통계학적 정의이다. 유전율은 0에서 1 사이의 값을 가지는데 0에 가까울수록 특정 표현형은 환경 요인에 의한 것이고 유전 차이의 영향은 매우 적다는 것을 의미한다. 예를 들면 종교나 언어, 정치적 성향 등이 이에 해당한다. 유전율이 1에 가까울수록 유전 차이가 특정한 표현형의 변화의 대부분을 설명한다. 유전율은 쌍둥이 연구에 의해 구해진다. 일란성 쌍생아는 DNA에 차이가 없으며 이란성 쌍생아는 평균 50% 정도의 DNA를 공통으로 가진다. 만약 한 표현형이 이란성 쌍생아에 비해 일란성 쌍생아에서 일치율이 높게 나타난다면 이 표현형을 결정하는데 유전 요인이 중요한 역할을 한다고 말할 수 있다. 이러한 방식을 통해 연구자들은 유전율을 계산한다. 0.3 이하는 유전율이 낮은 것이며 0.3에서 0.6은 중간, 0.6 이상은 높은 유전율을 의미한다.

하지만 유전율은 특성을 결정하는 유전과 환경의 비율을 설명하는 것은 아니다. 예를 들어 유전율이 0.7이라고 해서 70%의 표현형이 유전 요인에 의해 결정된다는 것은 아니며 그것은 이 표현형을 가지는 사람의 70%는 유전 변이에 의한 것이라는 뜻이다.

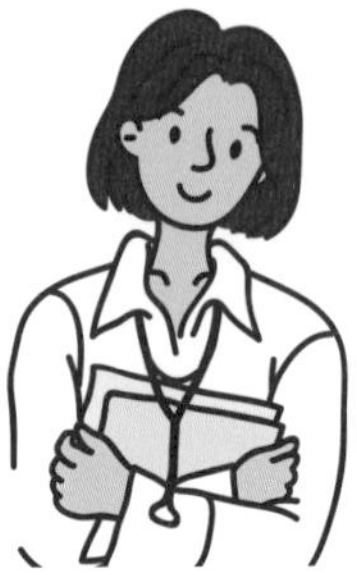

"정신질환은 그 정도의 차이는 있으나 유전 요인이 관여하며 부모의 양육 태도, 사회 적응 기술, 대인 관계 경험, 학습 경험 등 다양한 환경 요인들이 질병의 발생에 영향을 줍니다. 안타깝게도 현재까지는 대부분의 흔한 정신질환의 유전율을 예측할 수 있는 유전 검사는 없습니다. 정신질환의 종류에 따라 유전율의 정도가 다르기 때문에 이러한 문제로 고민 중이라면 소아정신과에 방문하여 상담을 받아볼 것을 권유합니다."

아이에게 수면제를 먹여도 되나요?

1999년 상영된 영화 '해피 엔드'에서 유부녀인 전도연이 애인을 만나러 나가기 위해 분유에 수면제를 타서 아기를 재우는 장면이 등장해 화제를 모았다. 아이에게 수면제를 먹이는 상황이 영화 속에서만 있을까?
실제 육아도우미가 아이 부모가 출근한 뒤 상습적으로 수면제를 먹여서 재웠다는 뉴스가 수차례 보고되기도 했다.

성인에서 수면제 복용은 아주 흔하기 때문에 수면제가 필요한 상태, 수면제의 종류, 복용 방법, 용량 등은 널리 알려져 있다. 반면 소아청소년에서는 수면제와 관련된 정보가 부족하다. 이에 소아청소년의 수면제 복용에 관하여 연구 근거에 기반하여 알아보겠다.

병원에 와서 수면과 관련된 불편감, 즉 수면장애를 호소하는 경우는 꽤 많이 있다. 수면장애란 건강한 수면을 취하지 못하거나, 충분한 수면을 취하고 있음에도 낮 동안에 각성을 유지하지 못하는 상태, 또는 수면 리듬이 흐트러져서 잠을 자거나 깨어 있을 때 어려움을 겪는 상태를 포함하는 개념이다. 그런데 이런 수면장애가 청장년층 혹은 노년기에 발생하는 것이 아닌 청소년기에 발생하는 경우가 늘어나고 있다. 여러 수면장애 중 가장 흔한 것이 불면증(insomnia disorder)이고, 이는 성인과 청소년 모두에 해당된다.

미국에서 13-16세 청소년을 대상으로 진행되었던 대규모 역학 연구에 따르면 청소년 불면증의 현재 유병율은 9.4%이고, 평생 유병율은 10.7%에 이르는 것으로 나타났다[1]. 조금 더 나이가 많은 16-18세 청소년에서는 남자는 12.5%, 여자는 23.6%로 전체의 18.5%가 불면증을 경험하는 것으로 나타났다[2]. 우리나라 청소년 역시 학년이 올라갈수록 늘어나는 학업량과 스마트폰 사용시간 증가로 인하여 수면시간은 점차 줄어들고 있으며, 실제 여러 연구에서 고등학생의 평균 야간 수면 시간은 5-6시간으로 권장 수면 시간보다 적은 것으로 나타났다[3]. 청소년의 3명 중 2명은 수면 부족을 경험하고 있으며, 이는 학업 스트레스와 인터넷이나 스마트폰의 사용 증가와 관련이 있다. 이는 결국 청소년 우울증, 불안장애, 식사장애, 물질사용장애 등으로 이어질 수 있으므로 적절한 개입이 필요하다[4].

불면증의 치료 방법으로는 수면위생교육, 인지행동치료, 약물치료가 알려져 있고, 세 가지 치료를 혼용하여 사용하는 것이 증상 개선에 효과적이다. 이 중에서 가장 증상 개선이 빠르고 손쉽게 할 수 있는 것이 약물치료이므로 전통적으로 여러 종류의 약물이 청소년 불면증에 사용된다. 그중에서 최근 가장 주목을 받고 있는 것이 멜라토닌(melatonin)이다. 멜라토닌은 송과선에서 분비되는 호르몬으로 인체의 자연적인 리듬을 통제하여 생체 시계를 맞추고 제어하는 역할을 함으로써 수면각성주기(sleep-wake cycle)를 유지하게 만든다. 성인에서의 효과는 이미 입증이 되어 미국 식품의약국(Food and Drug Administration, FDA)과 한국 식품의약품안전처(Ministry of Food and Drug Safety, MFDS)에서 만 55세 이상의 성인을 대상으로 1차 불면증 치료제로 사용허가를 받았다. 성인과 소아청소년을 대상으로 한 19개의 무작위 배정 위약 대조군 연구들의 메타분석에서는 멜라토닌이 잠이 들 때까지의 시간을 단축시켰으며 고용량을 사용한 경우에는 시간 단축뿐 아니라 전체 수면 시간을 증가시키는 결과를 보였다[5]. 기존의 연구들은 성인을 대상으로 한 경우가 대부분이며, 아직까지 소아 혹은 청소년만을 대상으로 멜라토닌 사용을 체계적으로 연구한 것은 많지 않다. 신경발달장애인 주의력결핍과잉행동장애(ADHD)와 자폐스펙트럼장애를 가진 소아청소년을 대상으로 한 몇 개의 연구가 있으며, 성인 대상 연구와 마찬가지로 잠이 들 때까지의 시간을 단축시키고 전체 수면 시간을 증가시키는 것으로 나타났다. 하지만 불면증 개선만을 목적으로 진행된 연구는 없으며, 소아청소년에서 멜라토닌 복용에 따른 부작용(어지럼증, 야뇨증, 두통, 메스꺼움, 악몽 등)을 경험한 비율이 20.2%에 이른다는 연구 결과도 있다. 그러므로 멜라토닌이 다른 약물에 비해 '안전하다'라는 임상적 사용 근거는 아직 부족하다. 그러므로 멜라토닌의 무분별한 사용, 특히 병원에서 처방받는 것이 아닌 약국과 해외 쇼핑몰에서 손쉽게 구입하는 멜라토닌 성분의 물질은 청소년에게 안전하지 않을 수 있다.

그 외 가장 흔하게 사용하는 약물은 히드록시진(hydroxyzine), 디펜하이드라민(diphenhydramine), 프로메타진(promethazine) 등의 항히스타민 작용 약물(antihistaminic agents)이다. 주로 소아청소년과 또는 이비인후과 등에서 처방을 받을 수 있으며, 잠들기까지 걸리는 시간을 단축시키고, 수면 중 깨는 횟수를 줄이는 등의 수면 개선 효과를 가지고 있다. 하지만 일과시간 중 과도한 졸음이 이어지거나 어지럼증, 역설적 과잉행동(paradoxical hyperactivity) 등이 유발될 수 있으므로 주의가 필요하다[6]. 클로니딘은 알파-2 아드레날린 수용체(alpha-2 adrenergic receptor)에 작용하여 진정시키는 작용을 한다. 6-17세 소아청소년의 ADHD 치료제로 사용 중인 약물이지만 본래 혈압을 낮추는 고혈압 약물로 개발되었다. 따라서 복용 시 혈압 저하와 체중 감소의 위험이 있고, 급하게 복용을 중단하는 경우 숨이 차거나 빈맥, 고혈압, 무기력감, 현기증, 오심과 같은 부작용이 발생할 수 있다[7].

벤조디아제핀(benzodiazepine)은 정신질환이 있는 소아청소년에서 흔히 사용하고 있는 향정신성의약품(psychotropic drug)이다. 주요 억제성 신경전달물질인 GABA에 작용하여 진정 효과를 유발한다. 잠자리에 누워서 잠들기까지 걸리는 시간을 단축시키고, 전체 수면시간을 늘리며 수면효율을 개선할 수 있지만 낮 동안의 졸음, 기억력 저하, 역설적 과잉행동 등의 부작용 발생 가능성이 높다. 특히 폐쇄성 수면 무호흡증과 같이 호흡 관련 수면장애가 있으면 벤조디아제핀을 사용해서는 안된다[8]. 벤조디아제핀 계열이 아닌 수면제로는 대표적으로 졸피뎀(zolpidem)이 있다. 성인에서는 널리 사용되고 있는 수면제이지만 12세 이하의 소아에서는 사용이 금지되어 있다. 6-17세의 ADHD와 불면증을 동시에 가지고 있는 소아청소년을 대상으로 졸피뎀의 효과를 조사한 연구에서는 대조군에 비해 수면 관련 지표가 좋아진 것이 없었으며 오히려 어지럼, 두통, 환청과 같은 부작용이 발생했다[12]. 따라서 임상적으로 12세가 넘은 청소년을 대상으로는 소량의 졸피뎀을 사용할 수 있지만 권장되지는 않는다. 삼환계 항우울증 약물(tricyclic antidepressants)인 이미프라민(imipramine)도 임상에서 종종 사용되고 있다. 자기 전에 0.5mg/kg/day 사용하면 수면의 효율을 높일 수 있으나 이 약물 역시 심혈관계 부작용을 비롯한 다양한 부작용이 발생할 가능성이 있어 주의가 필요하다[9].

최근에는 혈중 철분 농도와 수면 중 움직임에 대한 연구 결과가 많이 보고되고 있다. 뇌의 흑질(substantia nigra)에서 철분이 결핍되는 경우 도파민 기능이 감소하여 불수의적 운동 증상(involuntary movement)이 발생할 수 있다. 철 결핍성 빈혈이 야간에 발생하는 이상 운동 증상과 연관성이 높고, 이는 잠이 드는 것과 수면 유지를 방해하게 된다. 이런 증상이 성인까지 지속되는 경우 하지불안 증후군(restless leg syndrome)으로 진단받게 되는데 경구용 철분 보충 제제(iron supplementation)로 호전될 수 있다. 하지만 철분 보충 약물은 혈중 페리틴(ferritin) 수치가 낮은 경우에만 도움이 되며 그렇지 않은 경우에는 수면에 도움이 되지 않을 뿐 아니라 소화기계 부작용을 발생시킬 수 있으므로 무분별한 사용은 지양되어야 한다[10].

결론적으로 위에 설명한 약물들은 현재 의사에게 처방을 받거나 약국 등 다른 경로를 통해 소아청소년을 대상으로 사용되고 있지만 불면증에 대해서 식품의약국(FDA)의 허가와 승인을 받은 것은 아니다.

현재까지 소아청소년 불면증에서 약물치료의 효과를 확실하게 입증한 연구 결과는 없으며, 장기간 사용에 따른 이점을 입증한 결과도 부족하다. 2015년도 미국수면의학회(American Academy of Sleep Medicine)에서는 위에 설명한 약물의 사용을 권장하기 위해서는 소아청소년에서의 효과, 용량, 안전성, 내성 등에 관한 추가 연구가 필요하다는 성명을 발표하였다[11]. 그러므로 소아청소년 불면증에서 약물치료는 기존의 수면위생교육과 인지행동치료의 효과가 충분하지 않을 때나 환자와 보호자가 가진 여건상 앞서 말한 두 가지 비약물치료를 시행하지 못할 때 시작하는 것이 원칙이다.

"우리나라 청소년들은 학년이 올라갈수록 늘어나는 학업량과 스마트폰 사용시간 증가로 인하여 수면시간은 점차 줄어들고 있습니다. 청소년 3명 중 2명은 수면 부족을 경험하며, 이는 학업 스트레스와 인터넷이나 스마트폰의 사용 증가와 관련이 있습니다. 이는 결국 청소년 우울증, 불안장애, 식사장애, 물질사용장애 등으로 이어질 수 있으므로 적절한 개입이 필요합니다."

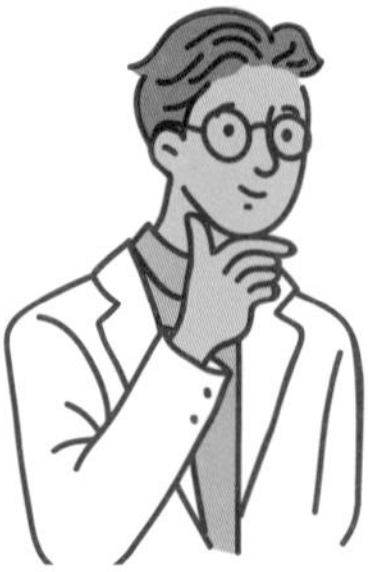

이것만은 알아두세요, 이것이 팩트

1. 청소년 3명 중 2명은 수면 부족을 경험하고 있으며, 이는 학업 스트레스와 인터넷이나 스마트폰의 사용 증가와 관련성이 있다.
2. 철 결핍성 빈혈이 야간에 발생하는 이상 운동 증상과 연관성이 높고 이로 인해 불면증이 발생하기도 하며, 혈중 페리틴 수치가 낮은 경우 철분 보충 제제로 호전될 수 있다.
3. 현재까지 청소년 불면증에서 약물치료의 효과를 확실하게 입증한 연구 결과는 없다.
4. 청소년에서는 수면위생교육과 인지행동치료의 효과가 충분하지 않은 경우에만 약물치료를 시작하는 것이 권장된다.

주의력결핍과잉행동장애는 약물로만 치료하나요?

아이가 주의력결핍과잉행동장애(ADHD)로 진단받고 치료가 필요할 때 부모는 인터넷을 통해 여러 가지 치료에 대한 정보를 얻는다. 또한 약물 치료가 부담스럽거나 약물 치료 외에 다른 치료가 필요한 경우 비약물 치료를 찾아 보려 한다. 그리고 병원, 한의원, 발달센터 등 여러 치료 기관에 아이를 데리고 가서 다양한 비약물 치료를 받는다.
이렇게 아이에게 여러 가지 훈련과 상담을 받게 한 후 집에 돌아와서는 아이의 행동이 변화되고, 학교에서도 아이가 잘 지내기를 기대한다.
ADHD라는 질환은 주의 집중과 관련된 뇌신경회로의 발달에 문제가 생긴 것이다. 따라서 치료의 개념에 더해 훈련과 성장의 관점에서 접근해야 한다. 아이를 학원에 보내더라도 복습이 필요한 것처럼, 비약물 치료도 집과 학교에서, 부모와 교사가 아이와 함께 반복해야 한다. 일주일에 1-2회, 한두 시간 치료받는 것으로 아이의 행동이 변화할 것이라는 기대는 피해야 한다.

영국 국립보건연구원(National Institute for Health Research)의 NICE (The National Institute of Health and Care Excellence) 가이드라인(guideline)에서는 ADHD의 비약물 치료로 부모 훈련과 교육, 인지행동치료, 사회성훈련을 추천하고 있으며[1] 미국 소아청소년정신의학회(AACAP)에서는 정신의학적 질병 교육과 행동치료를 권고하고 있다[2]. 이외에 ADHD 치료를 위하여 시행되고 있지만 효과에 대한 검증이 진행 중인 치료에는 놀이치료, 뉴로피드백, 작업기억훈련 등이 있다.

정신의학적 질병교육: ADHD 아동에서는 지시 따르기가 안되거나 일상생활에서 본인이 해야 할 일을 잘하지 못하는 행동 문제가 흔하다. 부모가 아이의 문제 행동을 ADHD의 증상으로 이해하고 질병의 경과, 증상에 대한 부모의 대처 방법을 아는 것이 필요하다. 한 체계적 문헌 고찰 연구에서도 질병교육이 ADHD의 핵심 증상을 경감시키고, 아이와 부모의 만족도 개선과 함께 치료에 대한 순응도를 향상시킨다고 보고하였다[3]. 영국 국립보건연구원과 미국 소아청소년정신의학회 모두 ADHD의 초기 치료로 권고하고 있다.

부모훈련: ADHD 아이의 문제 행동은 부모로 하여금 부정적으로 반응하게 하여 강압적이고 정서적으로 불쾌한 자극을 아이에게 주어 문제행동을 교정하게 만든다. 부모훈련은 양육방식과 아이의 문제행동이 연관이 있다는 전제하에 일관적이고 지지적인 부모의 개입을 통하여 아이의 긍정적인 행동을 강화시키는 방법이다. 학령전기 아동 대상의 16개 연구를 포함한 메타분석에서도 부모훈련의 효과가 확인되었고[4], 13개의 연구가 포함된 코크란 리뷰에서는 부모훈련이 부모의 정신건강과 긍정적인 양육기술을 향상시키고 아이의 품행문제를 감소시키는 것으로 보고

했다[5]. 그리고 이 부모훈련은 사회기술훈련과 병행할 때 더 도움이 되는 것으로 보고되었다.

인지행동치료: 사람의 생각과 감정, 행동은 서로 연결되어 있어서 이 중 하나가 변화하면 다른 것도 변화할 수 있다는 이론을 정신질환에 적용하는 치료이다. 아이가 자신의 문제를 다른 방식으로 생각하도록 하는 인지 재구성(cognitive reconstruction)을 통하여 자동적으로 떠오르는 부정적인 생각과 결론에 있는 오류들을 찾아 다른 방법으로 생각하고 행동하게 하는 것이 목표이다. 영국 국립보건연구원에서는 학령기 아이들에게 추천하고 있으며, 최근 문제 행동을 보이는 ADHD, 품행장애, 적대적 반항장애 아동을 대상으로 한 21개의 연구를 포함한 메타분석에서 ADHD 증상 호전에 대하여 중등도 이상의 효과크기가 있음이 보고되었다[6].

사회성훈련: ADHD 아이는 성장하면서 가족과 교사, 친구들과의 관계에서 부정적인 경험을 할 수 있다. 이러한 경험은 정상 발달 과정에서 습

코크란 리뷰(Cochrane Reviews): 코크란 리뷰는 의료 분야에서 이루어진 과학적 근거를 종합하여 제시하기 위해 오류를 최소화하고 보다 명시적이고 체계적인 방법을 사용한 체계적 고찰이다. 인간의 건강 및 보건 정책에 관한 연구들을 체계적으로 종합하여 제시함으로써 신뢰성 있는 객관적 근거를 제시하여 근거를 기반으로 하는 의료 서비스 영역에서 국제적 표준으로 신뢰받고 있다.

득하는 대인관계의 기술을 배우는데 부정적으로 작용한다. 약물치료는 증상의 조절에는 효과적이지만 사회성을 증진시키기에는 부족하기 때문에 사회성훈련이 도움이 된다. 대인관계에서 상대방의 이야기를 듣고 자신의 의견을 주장하는 방법, 갈등이 생겼을 때 해결하는 방법, 그리고 감정을 조절하는 방법은 ADHD 증상으로 인하여 대인관계에 어려움을 겪는 아이들에게 필요한 훈련이다. 하지만 사회기술훈련이 ADHD 증상을 호전시킨다는 연구결과는 부족하다. 2011년의 코크란 리뷰에서는 연관성이 없다고 보고되기도 하였고[7], 부모교육과 함께 시행할 경우에는 도움이 되는 것으로 보고되기도 하였다[5]. 따라서 ADHD 증상과의 연관성보다는 증상으로 인하여 부족해지는 대인관계기술을 훈련시키기 위하여 필요한 치료로 여겨진다.

놀이치료: 아직 ADHD의 증상을 호전시킨다는 보고가 부족하여 ADHD 치료로 추천되지는 않는다. 하지만 ADHD 증상으로 인한 부적응, 정서적 어려움에는 도움이 된다.

뉴로피드백(neurofeedback): 뇌파훈련으로 알려진 치료법으로 뇌파

효과크기(effect size): 비교하려는 집단들 사이의 차이 혹은 관계를 나타내는 표준화된 지표로 0.5 이상이면 중간의 효과를 보이고 0.8 이상일 때 효과크기가 크다고 표현한다.

를 측정하면서 집중 시 발생하는 뇌파를 감지하여 모니터에 알려주고 아이로 하여금 지속적으로 해당 뇌파를 발생시키게 하는 훈련이다. ADHD 증상의 호전에 효과가 있다는 연구가 있지만 최근의 메타 분석에서는 상반되는 결과가 보고되기도 하였다[8, 9]. 아직 연구가 부족하여 추가적인 연구를 통하여 근거가 뒷받침될 필요가 있다.

작업기억훈련(working memory training): ADHD의 특징으로 알려진 낮은 작업기억력을 향상시키기 위한 치료이다. 단기적으로 작업기억력을 호전시키지만, 추적관찰에서 호전된 상태가 유지되지 않고, 주의집중력에 효과가 없는 것으로 보고되었다[10]. ADHD 증상의 호전에 대한 근거가 아직 부족하여 ADHD의 치료로 추천되지는 않는다.

이상에서 ADHD의 여러 비약물 치료에 대하여 알아보았는데 그중 질병에 대한 아이와 부모의 이해를 높이고 아이의 문제 행동을 부모가 상황에 따라 교정할 수 있도록 돕는 부모훈련이 그 효과가 입증되었고 이외의 치료들은 아직 근거가 부족한 상태이다. 다시 말하면 ADHD 아이를 치료실에 보내는 것만으로 아이의 행동을 변화시킬 수 있다고 증명된 비약물 치료는 아직까지는 없다. 아이의 보호자인 부모 혹은 교사가 아이의 행동을 관찰하고 문제 행동이 생길 때마다 적절하게 양육하는 것이 중요하다. 물론 다른 비약물적인 치료가 적절하지 못하다는 의미는 아니다. 하지만 효과가 입증되어 추천되는 치료법을 먼저 시도해 보는 것이 좋다. 마지막으로 ADHD의 비약물 치료는 약물 치료가 뒷받침되거나 아이의 증상이 경미할 때 효과가 있다는 것을 잊지 말아야 한다.

"ADHD 아이를 치료실에 보내는 것만으로 아이의 행동을 변화시킬 수 있다고 증명된 비약물 치료는 아직까지는 없습니다. 아이의 보호자인 부모 혹은 교사가 아이의 행동을 관찰하고 문제 행동이 생길 때마다 적절하게 양육하는 것이 중요합니다. ADHD의 비약물 치료는 약물 치료가 뒷받침되거나 아이의 증상이 경미할 때 효과가 있다고 말씀드리고 싶습니다."

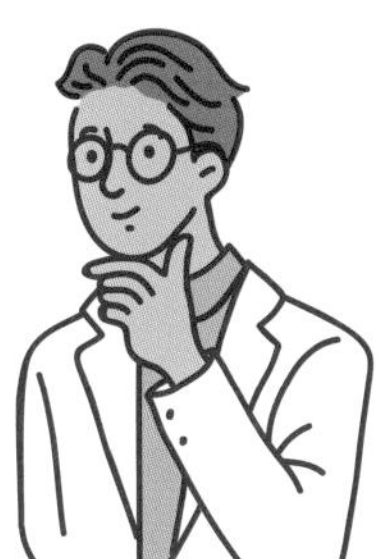

이것만은 알아두세요, 이것이 팩트

1. 효과가 입증된 ADHD의 비약물 치료는 행동치료의 일종인 정신의학적 질병교육과 부모훈련이다.
2. 치료실 안에서만 시행되면서 효과를 볼 수 있는 비약물 치료는 아직 없다.
3. 비약물 치료는 약물 치료가 뒷받침되거나 아이의 증상이 경미할 때 효과가 있다.

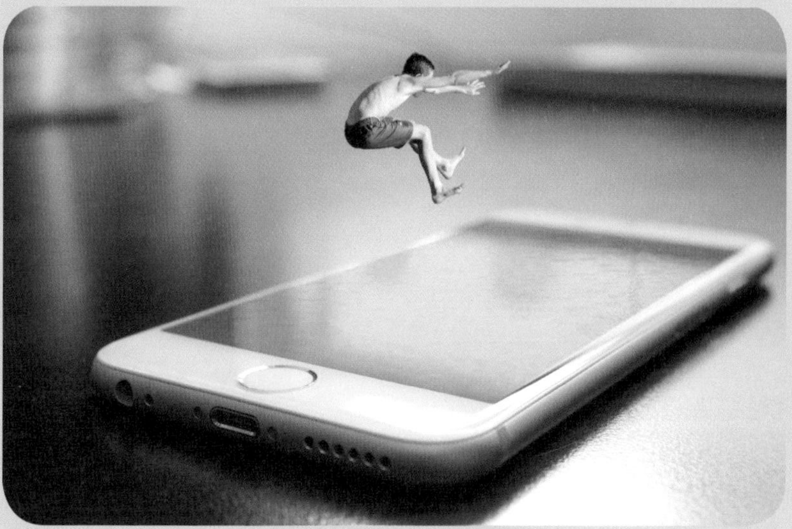

3. 청소년기

공부를 잘하는 방법이 있을까요?

청소년은 몇 시간 자야 하나요?

에너지 드링크를 마시면 성적이 오르나요?

자살을 따라 하기도 하나요?

죽고 싶은지 물어보면 자살 생각을 부추기나요?

자해는 왜 하나요?

청소년기의 동성애, 어떻게 이해해야 할까요?

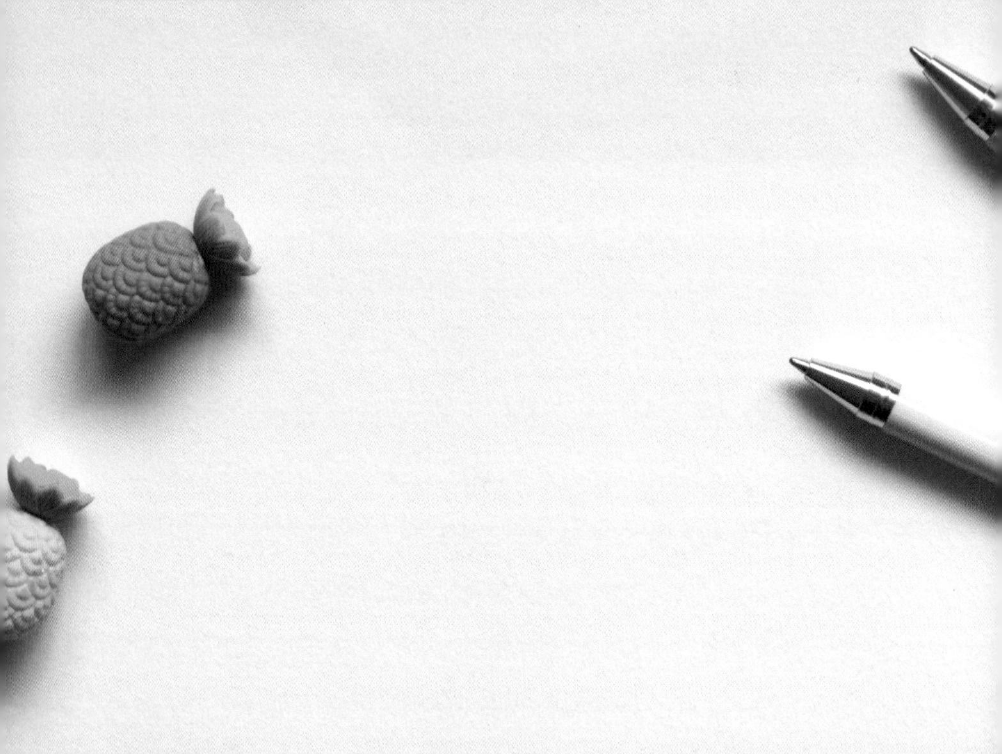

공부를 잘하는 방법이 있을까요?

서울대 합격생이 쓴 '공부가 제일 쉬웠어요.'라는 책이 한때 학교 주변과 학원가를 열광시킨 적이 있었다. 학생은 물론 수험생을 둔 학부모는 어떻게 하면 공부를 잘할 수 있는지 알고 싶어 한다.
'공부의 신'이란 말은 어쩌면 이 땅의 많은 학생과 학부모가 도달하고 싶어 하는 가장 간절한 꿈이 아닐까!

공부는 열심히 하는데, 성적은 오르지 않고, 다른 친구들은 다 잘하는데, 나만 뒤처지는 것 같은 느낌을 청소년이라면 자주 느꼈을 것이다.
정말 공부가 제일 쉬운 사람이 많을까? 공부의 신은 정말 있을까?
부모들도 그런 생각을 많이 했을 것이다. 공부만 잘하면 뭐든지 다 해 줄 수 있을 것 같지만, 학원을 가도, 과외를 해도 도무지 자녀의 성적이 오르지 않는다면 무슨 생각이 들까? 아이의 공부를 놓고 부모들은 서로를 탓하며 다툼이 일기도 하는 것이 웃지 못할 현실이기도 하다.
어떻게 하면 공부를 잘할 수 있을까? 많은 이들이 부러워하면서 궁금해하는 사안이다.

많은 학생들은 어떻게 하면 공부를 잘할 수 있는지 궁금해 한다. 공부를 잘하는 사람의 수기를 담은 동영상이나 책은 큰 인기를 끌고, 그 방식

을 그대로 따라 해 보기도 하지만 자신에게 맞지 않아 중간에 포기해 버린다. 공부에는 왕도가 없다고 하지만 과학적으로 증명된 효율적인 학습 방법을 소개해 보기로 한다.

단순히 잘 외운다고 해서 공부를 잘한다고 말할 수는 없다.

외부의 정보를 처리하고 저장, 인출하는 일련의 과정은 단기, 장기 기억의 과정이라고 볼 수 있다. 그렇다면 기억은 어떻게 이루어지는 것일까? 새 휴대폰을 사면 처음에는 자판에 익숙하지 않지만 오래 걸리지 않아 특별히 주의를 기울이지 않고도 문자를 보낼 수 있다. 매일 젓가락질을 새로 배워야 한다면 얼마나 번거로울까? 좋아하는 음악을 반복해서 듣다 보면 어느새 따라 부르는 자신을 발견하지만 열심히 외운 암기 과목과 영어 단어는 잘 기억이 나지 않는 이유는 무엇일까?

인간의 기억에 대한 이해는 H.M.이라 불리는 한 환자의 사례로부터 시작되었다. H.M.은 아홉 살 때 자전거 사고로 머리에 심한 부상을 입고 후유증으로 뇌전증이 생겼다. 뇌전증이 악화되자 양쪽 대뇌 반구 관자엽의 안쪽 면을 제거하는 수술을 했다. 이 수술로 뇌전증은 완화되었지만 심각한 기억상실증에 시달리게 되었다. 그는 식사 후 한 시간이 지나기 전에 자신이 무엇을 먹었는지, 심지어 식사를 한 사실도 기억하지 못했고, 거울 속의 자신의 모습을 알아보지 못했는데 이는 자신의 변화한 모습을 기억할 수 없었기 때문이다. 우리가 한 시간 전에 누구와 어떤 음식을 어디에서 먹었는지와 같이 의식적으로 회상할 수 있는 사건이나 사실에 관한 기억을 서술적 기억이라고 한다. 놀라운 점은 H.M. 이 어린 시절 서술적 기억은 그대로 남아있었고, 심지어 새로운 것을 학습할 수 있었다. 의식적으로 회상할 수 없는 기억 즉, 자전거 타기와 같은 절차기억을 학습할 수 있었다. 이처럼 기억을 담당하는 뇌 영역은 해마에 국한된 것이 아니라, 여러 뇌 영역에 걸쳐서 일어나고 이들 부위의 연결로 기억을 하게 된다.

Henry Gustav Molaison (1926–2008)의 뇌영상사진

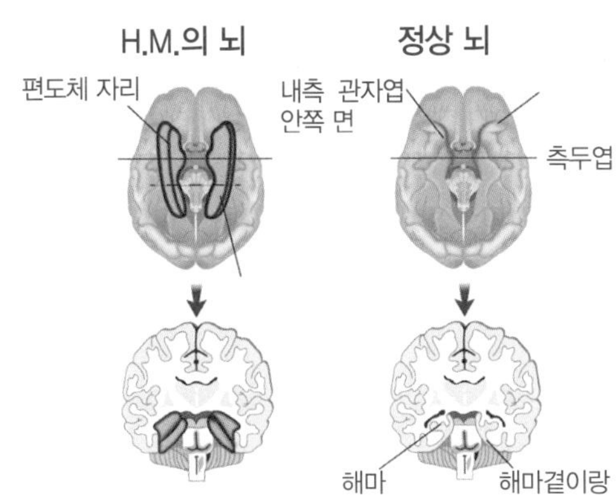

출처 https://thepsychologist.bps.org.uk

이제 서술적 기억을 기억하는 과정에 대해 알아보자. 기억은 등록(encoding), 저장, 인출의 과정을 거친다. 학습 당시 여러 요인들이 등록 과정에 영향을 미치는데 관심과 선호가 기억을 향상시킨다. 앞서 말한 것처럼 좋아하는 가수의 프로필이나 노래 가사를 잘 기억하는 이유는 관심이 끌리는 것에 대해 심층적이고 정교한 부호화와 정신적인 되새김을 자발적으로 수행하기 때문이다. 이에 더해 학습의 반복 횟수, 중요도, 학습한 내용을 조직화하고 기존 지식과 연결할 수 있는지, 학습 후 얼마나 많이 되새기는지가 중요하다. 공부를 하면 할수록 더 잘하게 되는 것은 새로운 지식이 기존의 지식과 연결되면서 더 잘 기억되기 때문이다[1]. H.M. 사례와 같이 관자엽 안쪽 면을 제거하면 서술적 기억 과정에 장애가 생기지만 학습에 의해 뇌가 발달하기도 한다. 교통 시스템이 복잡하기로 유명한 런던의 택시 운전자의 경우 대조군보다 뒤쪽 해마가 커져 있다는 흥미로운 연구 결과가 있다[2]. 이렇게 외부 자극, 경험, 학습에 의해 뇌의 구조와 기능이 변화하는 것을 뇌 가소성(plasticity)이라 한다.

수업 중간에 쪽지 시험이 있다고 가정해보자. 쪽지 시험이 없는 수업보다 쪽지 시험이 있는 수업의 내용을 더 많이 기억하게 된다. 이와 같이 의도적으로 학습을 하면 학습 과정에 정교한 부호화 처리를 적용하여 기억을 강화시킨다. 즉, 시험 자체가 장기 기억 향상에 도움을 주고 이를 시험효과(test effect)라고 한다. 공부 잘하는 방법을 찾아서 시험 압박에서 벗어나고 싶은데 시험 자체가 기억 증진에 도움이 된다니? 그렇다. 시험으로 인해 의도적인 학습이 이루어지고 인출을 반복하게 된다. 또 시험을 통해 스스로는 안다고 인지하는 것이 착각이라는 것을 알게 되고 어떤 부분이 부족한지 확인하게 된다. 마찬가지로 학습한 내용을 다른 사람에게 가르쳐주는 것이 도움이 되는데 다른 사람을 가르치는 것 자체가 인출을 반복하는 것이고 자신이 어떤 것을 모르는지 알게 된다. 그리고 학습 직후가 아닌 시간 간격을 두고 인출을 반복하면 학습 직후보다 인출이 더 어렵기는 하지만 이렇게 어렵게 인출시킨 내용은 더 잘 기억할 수 있다[3]. 벼락치기 공부를 하면 학습 직후 시험을 통해 인출을 하지만 시간 간격을 두고 인출을 하는 과정을 거치지 않기 때문에 기억을 하기 어렵다. 벼락치기로 시험공부를 하고 시험장에서 나오는 순간 공부한 내용을 잊어버리는 이유이다.

기억은 기억할 당시의 기분과 심리상태, 맥락과 같은 상황과 연관되는데 여기서 기억과 맥락 사이의 연관성에 관한 실험을 살펴보자[4]. 심해 잠수부를 대상으로 단어를 암기하게 하는 실험으로 해변에서 A라는 단어를, 3m 깊이의 물 속에서 B라는 단어를 학습했다. 해변에서 학습한 단어 A는 해변에서 잘 회상했고 물속에서 학습한 단어 B는 물 속에서 가장 잘 회상했다. 단어를 암기한 등록 맥락과 기억을 회상하는 인출 맥락이 일치할 때 더 잘 기억한다. 예를 들어, 시험 공부를 했던 장소에서 공부할 당시 입던 옷을 입고 시험을 치르면 그 내용이 더 잘 떠오를 수 있다는 것이다. 다만 단기 기억에서 장기 기억으로 가는 기억의 과정에 수면과 식이, 기분, 정신 및 신체 건강 상태 모두 영향을 주므로 시험 일주일 전부터 입었던 옷, 안 씻은 머리 그대로 시험장에 들어가는 일은 없기를 바란다.

시험효과(test effect): 의도적으로 학습을 하면 학습 과정에서 정교한 부호화 처리가 일어나 기억을 강화시킨다. 시험 자체가 장기 기억 향상을 증진시키는데 이를 시험효과라 한다.

기억과 운동은 어떻게 연관될까?

학습이 일어난 후에 기억을 증진시키는 방법은 없을까? 한 실험[5]에서 72명의 실험 참가자를 학습 직후 아무것도 하지 않은 집단, 학습 직후 운동을 한 집단, 학습한 지 4시간이 지난 후 운동을 한 집단, 이렇게 세 집단으로 나누었다. 학습 직후와 어느 정도 시간이 경과한 후의 운동을 통한 기억 증진 효과를 비교하기 위해서 4시간 후로 설정하였다. 세 집단 중 학습한 지 4시간이 지난 후에 운동을 하는 집단에서만 기억 증진 효과가 있었다. 연구자는 이를 도파민, 노르아드레날린, 뇌유래신경영양인자(BDNF)와 같은 장기 기억에 필요한 물질이 운동으로 인해 분비가 촉진되어 기억 증진 효과를 낼 것이라고 설명했다. 운동을 하는 것은 뇌에 영양 공급을 하는 것과 같다.

기억과 수면은 어떻게 연관될까?

새로운 것을 학습한 후 잠을 자는 것이 도움이 된다. 기억과 수면은 어떻게 연관되어 있을까? 뇌에서 발생하는 신호의 진동(oscillation)은 멀리 떨어져 있는 뇌 영역 사이의 연결과 소통을 가능하게 한다. 앞서 말한대로 기억은 여러 뇌 영역의 연결로 일어나는데 해마와 인접 뇌 영역들은 세타파(theta wave, 4–7 Hz)를 이용해 정보를 포장(packing)하여 전달하는 것으로 알려져 있다[6]. 수면은 각성 시 보다 더 효과적으로 기억을 등록해 기억의 공고화(consolidation)를 증진시킨다. 기억의 공고화 과정에서 일시적으로 등록된 기억, 즉 새로 학습한 정보가 이전에 학습한 기억을 재활성화(reactivation), 재분포(redistribution) 시키면서 장기 기억으로 저장되는데 이 작업은 간섭을 피하기 위해 새로운 정보의 등록이 일어나지 않는 수면 시에 일어난다. 수면은 기억을 양적으로도 질적으로도 변화시킨다(그림). 잠자는 동안 뇌는 이전에 학습한 기억과 새로 학습한 정보의 연결을 강화시킨다. 새로운 정보가 등록될 때 이전에 학습한 기억이 저장되어 있는 장기기억장소에 새로운 정보와 유사한 영역이 활성화되는데 이 과정은 선행하는 장기 기억의 네트워크(연결망)로 새로운 기억의 재조직과 통합을 증진시킨다. 기억의 질적 변화란 예전에 배우지 않았거나 풀리지 않던 문제를 해결할 수 있는 통찰력을 가지는 것을 말한다[7].

그렇다면 얼마나, 언제 자야 될까? 기억의 공고화는 8시간의 수면을 취한 후에 관찰되었지만 이보다 더 짧은 수면으로도 도움이 된다고 한다.

수면의 이득을 최대화하기 위해서는 수면과 학습 사이에 시간 간격이 필요한데 학습 후 즉시 잠을 자는 것보다 시간 간격을 두되 처음 학습이 일어난 날과 동일한 날에 잠을 자야 기억 공고화의 이득을 취할 수 있다.

따라서 시험 전날에 밤을 새우고 벼락치기로 공부하면 기억을 공고화할 새 없이 집중력이 저하된 상태에서 시험을 보게 되는 것이다. 종합하면 규칙적으로 유산소 운동을 하고 잠을 자는 것이 학습에 도움이 된다. 공부를 하고 남는 시간에 운동하고 잠자는 것이 아니라 규칙적인 유산소 운동과 수면 자체가 하나의 좋은 학습 전략인 것이다.

수면 시 기억의 공고화 과정

수면 시 기억의 공고화가 일어난다. 각성 시 일시적기억장소에 등록된 새로 학습한 정보가 수면 시 장기기억장소에 등록되는 과정을 보여주고 있다.
수면 시 일시적기억장소의 새로 등록된 정보가 재활성화됨과 동시에 장기기억장소를 재활성화, 재분포시킨다.
새로운 정보가 등록될 때 장기기억장소에 유사한 연관성을 띄는 영역이 활성화되는데 점선으로 표시된 영역이다. 이 과정은 선행하는 장기 기억의 네트워크(연결망)로 새로운 기억의 재조직과 통합을 증진시킨다.

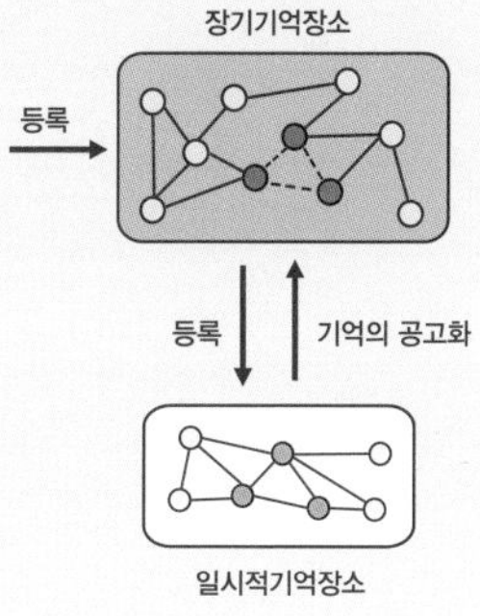

"기억은 여러 뇌 영역의 연결로 일어납니다. 사람은 관심이 끌리는 것에 대해 심층적이고 정교한 부호화와 정신적인 되새김을 자발적으로 수행합니다. 따라서 학습의 반복 횟수, 중요도, 학습한 내용을 조직화하고 기존 지식과 연결할 수 있는지, 학습 후 얼마나 많이 되새기는지가 중요합니다. 공부를 하면 할수록 더 잘하게 되는 것은 새로운 지식이 기존의 지식과 연결되면서 더 잘 기억되기 때문입니다. 규칙적인 유산소 운동과 수면이 하나의 좋은 학습 전략입니다."

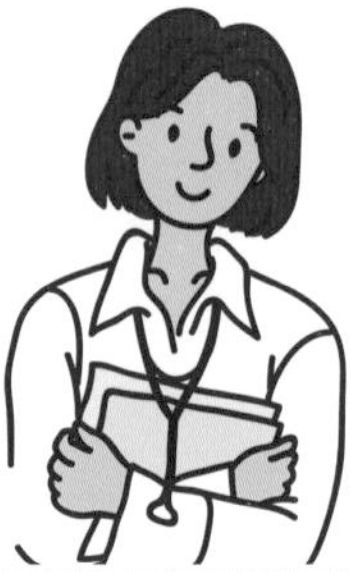

이것만은 알아두세요, 이것이 팩트

1. 기억의 인출 과정이 장기 기억의 형성에 중요하다. 인출에는 시험, 발표, 요약 등이 있다. 따라서 시험 자체가 학습한 내용을 기억하는 데 도움이 된다.
2. 규칙적인 유산소 운동과 수면은 기억을 증진시킨다.

청소년은 몇 시간 자야 하나요?

침대 머리맡에 둔 휴대폰이 요란하게 울린다. 아침 7시. 눈을 채 뜨지 못한 영민이는 손만 뻗쳐 휴대폰을 집어 들었다. 지각을 하지 않으려면 지금 일어나야 한다. 어제밤에도 새벽 두 시에 잠을 청했다. 피곤이 누적돼서 그런지 오늘 아침엔 유난히 일상이 짜증스러워진다. 후다닥 준비를 하고 등교를 한다. 수업이 끝나면 오후 네댓 시가 된다. 습관처럼 학원으로 향해 또 수업을 듣는다. 지친 발걸음으로 한밤중에 집으로 돌아오지만, 할 일은 또 있다. 학교 수행평가 숙제, 학원 숙제를 하고 나면 어느새 밤 열두 시가 돼 버린다. 친구들의 상황도 별반 다르지 않다.
영민이는 그때부터 휴대폰을 들고 친구들과 대화를 나눈다. 휴대폰 게임도 빠뜨릴 수 없다. 관심 있거나 아이들 사이에 인기 있는 유튜브 동영상도 챙겨서 봐야 한다. 그러다 보니 늘 잠이 부족하다. 휴일이라고 별반 다르지 않다. 컴퓨터 게임이 영민이를 놓아주지 않는다. 그래서인지 아침에 일어나는 게 너무 힘들고, 수업시간에 졸 때도 많다.

이 사례를 보면 중고등학생들의 흔한 하루 일과가 어떤 것인지 짐작할 수 있다. 수면 부족은 우리나라뿐만 아니라 다른 여러 나라 청소년들에게도 나타나는 공통적인 현상이다. 미국의 국가 수면 재단(National Sleep Foundation)에서 미국 전역의 아동청소년 1,602명을 대상으로 전화 인터뷰를 했다. 하루 8시간 이내의 수면을 취하는 비율이 중학교 3학년 학생은 75%이고 초등학교 6학년 학생은 16%로 나타났다. 9시간 이상의 수면을 취하는 학생의 비율도 6학년은 30-41%이나 중학교 3학년은 단지 3%로 나타나 연령대가 높을수록 수면시간이 줄어드는 것을 알 수 있다.

대만, 독일, 인도 등에서도 비슷한 연구 결과들이 보고된다. 고등학생이 되면 평균 수면 시간도 8시간 이하로 줄어든다. 한국 청소년은 다른 나라 청소년에 비해 연령 증가에 따른 수면 시간의 변화가 더 큰 것으로 보고된다. 교육부의 2017년도 학생 건강 검사 결과를 보면 하루 6시간도 못 잔다고 응답한 비율은 초등학생 2.7%, 중학생 12.4%, 고등학생 44.3% 로 학년이 올라갈수록 비율이 커진다. 질병관리본부에서 전국 약 6만여 명의 학생을 대상으로 시행한 청소년건강행태조사 결과에 따르면 국내 중학생의 주중 평균 수면 시간은 하루 7시간, 고등학생은 5.6시간이었다. 최근 스마트폰, 컴퓨터 게임 등의 사용시간이 늘어나면서 총 수면 시간은 더 줄어드는 경과를 보인다. 또한 주중에 부족한 수면을 채우기 위해 주말에 2-3 시간 정도 더 많이 자는데, 이러한 불규칙한 수면 습관은 수면의 질 저하에 영향을 준다.

만성적인 수면 부족을 호소하는 우리 아이들이 이대로 지내도 괜찮은 걸까? 과연 얼마나 자는 것이 적당한 수면 시간일까?

수면은 생체가 일정한 기능을 유지하도록 도와주고 낮 동안 쌓인 피로에서 회복하게 하며 낮 동안 손상된 신체와 근육의 기능을 회복시키는 역할을 한다. 수면은 학습과도 관련되는데 자는 동안에는 낮 시간에 학습된 정보를 정리하고 장기 기억으로 전환하는 작업이 일어난다. 감정 조절과 집중력 등 인지 기능에도 영향을 주어 하룻밤만 잠을 전혀 자지 못해도 인지 기능 저하나 예민함 증가 같은 감정 변화가 생긴다. 부족한 수면은 신체 건강에도 영향을 미치며 비만의 위험도도 높이는 것으로 나타났다. 나이가 들면서 필요로 하는 수면의 양이 달라지는데 신생아 시기에는 하루에 16시간 이상 많은 시간을 자고 나이가 들면서 필요로 하는 수면의 양은 조금씩 줄어든다.

아동청소년에서 하루 총 수면시간이 부족하다는 보고는 100여 년 전부터 시작되었고, 이를 개선하기 위해 적정한 수면시간을 제시하는 많은 권고안들이 출판되었다. 2012년 미국 소아과학회지에서는 수면 권고안 32개에 대한 체계적 문헌 고찰 결과를 발표했다. 흥미로운 것은 청소년들의 실제 수면 시간이 최근에 보고된 연구 결과일수록 조금씩 감소하는 경과를 보이며, 권고안에서 제시하는 적정 수면시간도 조금씩 줄어드는 추세를 보인다[1]. 적정 수면 시간에 대한 권고안은 전문가의 의견에 의해 작성된 것들이 많았으며 실제로 아동청소년에서 얼마나 긴 시간 동안 수면을 취하는 것이 최상의 기능을 유지하게 하는가에 대해서는 연구가 많이 부족한 상태이다.

수면 시간과 학업 수행 간의 연관성에 대한 연구에서는 다양한 결과가 보고된다. 추적 관찰 연구들을 살펴보면 11세에서 17세 사이 3,000여명의 미국 청소년을 대상으로 한 연구에서는 주간 수면 시간이 짧을수록 1년 후 학교 성적이 낮고 문제 행동이 많은 것으로 나타났다[2]. 미국에서 수행된 또 다른 연구에서는 2,259명의 11세에서 14세 사이 학생을 대상으로 3년간 경과 관찰을 한 결과 수면 시간과 학업 성적 간의 연관성을 밝혀내지 못했다[3]. 수면 시간과 학업 성적 간의 상관 관계를 단면적으로 평가한 여러 연구들에서는 짧은 수면 시간과 낮은 학업 성적 간에 상관 관계가 있다고 보고하고 있었고 남자아이들이 여자아이들에 비해 짧은 수면 시간의 영향을 더 많이 받는 것으로 나타났다[4]. 이러한 60여개의 연구들을 종합하여 수면의 질, 수면 시간, 주간 졸림 정도가 아동청소년의 학업 수행에 미치는 영향에 대해 메타 분석한 결과가 2010년 수면 의학 리뷰(Sleep Medicine Reviews) 저널에 발표되었다[5]. 이 보고에서는 수면 시간, 주간 졸림 정도, 수면의 질 모두가 학업 수행에 영향을 미치는 것으로 나타났는데 수면 시간에 비해 아동청소년이 주관적으로 느끼는 주간 졸림과 수면의 질 저하가 학업 수행에 더 큰 영향을 주었다. 또한 나이가 어릴수록 수면 부족이 학업 수행에 미치는 영향이 더 큰 것으로 나타났다. 이는 뇌의 발달과도 연관되어 있는데 청소년기 초기는 인지기능에 관여하는 전전두엽 피질이 성숙해가는 시기이기 때문에 수면이 부족하면 더 큰 영향을 받는 것으로 보고 있다.

이러한 연구 결과를 참고할 때, 단순히 얼마나 긴 시간 동안 자느냐도 중요하지만 얼마나 질 높고 만족스러운 수면을 취하느냐가 더 중요할 수 있다. 개인마다 수면 요구도는 다양하며 수면 주기 또한 다르고 신체 활동 정도, 하루 생활 방식 등에 따라 한 개인 내에서도 요구되는 수면의 정도가 변하기 때문이다. 전체 수면 시간에만 관심을 가지기보다는 아이가 얼마나 만족스러운 수면을 취하는지, 낮 동안 졸림은 없는지 지켜보고 적절한 수면 시간을 가질 수 있도록 도와주는 것이 중요하겠다. 늦은 시간까지 휴대폰을 하거나 컴퓨터 게임을 하는 등 잠들기 직전까지 빛에 노출되는 것과 자극을 많이 주는 전자 기기를 침대에서 자주 사용하는 것, 주중과 주말 동안의 수면 시간의 큰 변화 또한 수면의 질에 악영향을 주어 장시간 수면을 취하더라도 피로감을 느끼게 하는 등 수면의 질 저하를 가져온다. 잠들기 1시간 전에는 휴대폰이나 컴퓨터 등 자극을 많이 주는 전자 기기의 사용을 제한하고 이완을 도와주는 정적인 활동을 하면서 잠을 잘 수 있는 환경을 만들어주고 카페인 섭취는 오후 시간부터 제한하는 등 수면 습관을 교육하는 것이 중요하다. 해야 할 일이 많아 도저히 수면 시간을 늘리기가 힘든 청소년이 있다면 이러한 수면 습관 관리를 통해 수면의 질을 높여서 수면 부족에 의한 기능 저하를 줄여야 한다.

미국 수면 재단의 권장 수면 시간[6]

나 이	권장 수면 시간	권장하지 않는 수면 시간
0~3개월	14~17	〈11, 〉19*
4~11개월	12~15	〈10, 〉18
1~2세	11~14	〈9, 〉16
3~5세	10~13	〈8, 〉14
6~13세	9~11	〈7, 〉12
14~17세	8~10	〈7, 〉11
18~25세	7~9	〈6, 〉11
26~64세	7~9	〈6, 〉10
65세 이상	7~8	〈5, 〉9

* 11시간보다 적거나 19시간보다 많음을 뜻함.

"자녀들이 충분한 시간의 수면을 취하는 것도 중요하지만 수면의 질이 높고 만족스러운 수면을 취하는 것이 더 중요하다고 말씀드립니다. 부모님은 자녀의 전체 수면 시간에만 관심을 가지기보다는 아이가 얼마나 만족스러운 수면을 취하는지, 낮 동안 졸림은 없는지 지켜보고 적절한 수면 시간을 가질 수 있도록 도와주십시오."

수면 위생 교육[7]

1. 주중과 주말 모두 규칙적으로 자고 일어나는 스케줄을 유지한다.
2. 식사 시간, 운동 등 하루 일과를 규칙적으로 유지한다.
3. 빛에 의한 멜라토닌 분비 억제를 막기 위해 잠들기 1시간 전 밝은 빛이나 스마트폰과 같은 스크린 사용을 자제한다.
4. 생체 리듬을 안정시키기 위해 아침 시간 동안 자연의 밝은 빛에 노출시킨다(일어날 때 커튼을 걷기, 아침에 학교에 걸어가기 등).
5. 일정한 시간에 일어나는 것이 일정한 시간에 자는 것보다 중요하며 주말에 일어나는 시간과 주중에 일어나는 시간의 차이는 2시간 이내로 유지한다.

에너지 드링크를 마시면 성적이 오르나요?

학업 전쟁에 시달리는 소아청소년들이 에너지 드링크를 섭취하며 잠을 쫓고 있다. 우리나라 아동청소년의 학업 스트레스가 매우 심각하다는 것은 이미 잘 알려져 있다. 특히 시험이나 입시 준비 기간에는 조금이라도 더 늦게까지 공부하려고 많은 학생이 에너지 드링크(레드불, 핫식스, 몬스터 에너지 등)를 마신다.
공신력 있는 학술지인 미국소아과학회지(Pediatrics)에 2011년 발표된 논문[1]에 따르면, 청소년과 초기 성인의 30–50%가 에너지 드링크를 마신다고 한다. 문제는 이 에너지 드링크에 상당량의 카페인이 들어 있다는 것이다.

카페인은 커피콩, 차 잎 등에 존재하는 알칼로이드 성분의 일종으로 식품 원료로 많이 사용된다. 특히 소아청소년이 즐겨 먹는 콜라, 초콜릿, 에너지 드링크 등에도 함유되어 있다. 카페인은 적당량을 섭취하면 중추신경계를 자극해 피로 해소나 각성 효과에 도움을 줄 수 있다. 하지만 과도한 카페인 섭취는 불면증, 불안감, 가슴 두근거림 등을 일으킬 수 있어서 주의가 필요하다. 특히 경련발작, 당뇨, 심장 이상, 기분이나 행동 장애를 갖고 있는 소아청소년에서 심각한 부작용과 연관된다고 알려져 있다. 식품의약품안전처에 따르면 한국인의 카페인 일일 섭취 권장량은 성인 기준 약 400mg, 어린이와 청소년은 몸무게 1kg당 2.5mg 이하이다. 위에서 예시로 든 에너지 드링크는 1캔당 카페인 함량이 60-100mg으로, 몸무게가 60kg인 청소년은 에너지 드링크 2캔이면 일일 섭취 권장량을 초과할 수 있다.

에너지 드링크를 통해 얻을 수 있는 각성이나 피로 해소 등의 효과로 공부를 더 많이, 혹은 공부를 더 잘할 수 있다고 많은 사람이 믿고 있다. 그렇다면 과연 실제로 카페인 섭취가 인지 기능이나 학업 성취도를 높일 수 있을까?

현재까지 소아청소년을 대상으로 카페인 섭취에 따른 인지 기능과 학업 성취도 효과를 알아본 연구는 많지 않다. 2014년에 소아청소년의 카페인 음료 섭취와 인지 기능의 관련성에 대해 고찰한 연구가 뉴트리션 리뷰(Nutrition Reviews)에 실렸다[2]. 결론부터 말하면 소아청소년에서 카페인 섭취가 인지 기능을 향상시킨다는 근거는 부족하다. 성인 대상의 연구들을 보면 카페인 섭취가 주의력이나 반응 속도와 같은 정신운동 기술(psychomotor skill)을 향상시킬 수 있지만, 단기나 장기 기억 기능에 대한 효과는 명확하지 않았다. 건강한 아동을 대상으로 한 실험 연구들에서 카페인(2.5-100mg)의 인지 기능에 대한 효과는 일관된 결과를 보이지 못했다. 3개의 소아청소년 연구에서는 카페인이 각성 혹은 반응 속도, 집중력을 호전시켰다고 보고했으나 아직까지 인지 기능 향상에 대한 근거는 부족하다.

카페인 섭취와 관련하여 중요한 질문은 카페인이 원래의 인지 기능을 보다 향상시키는 것인지, 아니면 졸림에 따른 이차적인 기능 저하를 줄여주는 것인지에 대한 것이다. 성인 연구에서 따르면 카페인을 자주 섭취하는 사람은 카페인을 끊은 뒤 금단 증상으로 졸림이 발생할 수 있다고 한다. 따라서 카페인 섭취는 단순히 금단 증상을 줄여주는 것일 수 있다. 소아청소년 연구에서도 금단 증상과 관련된 기능 감소(예를 들어 반응 속도의 감소)가 보고되기도 했다. 이는 1주까지도 지속될 수 있다고 한다. 26명의 아이들을(9-11세) 대상으로 한 이중 눈가림 위약 대조 연구[3]에서는 고용량 카페인 섭취군(평균 일일 섭취량 = 109mg)과 저용량 카페인 섭취군(평균 일일 섭취량 = 12mg)에서 카페인을 끊고 관찰했다. 그리고 50mg의 카페인 혹은 위약을 투여하고 전후의 변화를 확인했다. 카페인을 끊고 관찰했을 때, 고용량 카페인 섭취군은 저용량 카페인 섭취군에 비해 인지 검사(정반응, 오류반응, 정확도)의 결과가 낮았다. 이후 카페인을 투여했을 때, 고용량 카페인 섭취군에서 인지 기능 중 정확도의 향상을 보였는데, 이는 카페인 섭취가 금단 증상을 줄여준다는 성인의 결과와 일치하는 것이다.

몇몇의 연구에서는 카페인 사용이 낮 시간의 졸림과 관련이 있다고 보고했다. 예를 들어, 6학년에서 10학년까지의 15,000명 이상의 미국 청소년을 대상으로 한 연구[4]에서 고용량의 카페인(상위 25%)을 섭취하는 학생들이 저용량 섭취군(하위 25%)에 비해 2배 정도 수면 문제뿐 아니라, 오전 졸림도 더 많다고 보고 했다. 100명의 청소년(12~18세)을 대상으로 한 다른 연구[5]에서 수업 중 조는 학생들의 카페인 섭취량이 76%나 더 높다는 결과가 나왔다.

카페인 섭취가 낮 시간의 졸림과 양의 상관관계를 보일 뿐만 아니라, 학업 성취 정도와는 음의 상관관계를 보인다고 한다. 7,000명 이상의 청소년을 대상으로 수행된 한 연구[6]에 따르면, 학업 수행 격차의 많은 부분이 카페인 사용에서 야기되며, 낮 시간의 졸림이 매개(mediator) 역할을 한다고 했다. 즉, 수면 부족을 보이는 청소년들이 낮 시간의 졸림을 줄이기 위해 카페인을 과도하게 섭취한다는 뜻이다. 하지만 이렇게 카페인을 섭취하는 것은 오히려 수면의 질을 악화시키고, 이에 따라 카페인 섭취에 더 의존하게 되는 악순환을 일으킬 수 있다. 오히려 낮 시간의 졸림, 집중력 저하 등은 카페인의 금단 증상일 수 있기에, 카페인 섭취 후 학업 수행력이 좋아졌다고 느끼는 것은 카페인을 섭취하여 금단 증상이 줄었기 때문이라고 설명되기도 한다(그림).

학업 전쟁에 시달리는 소아청소년들이 에너지 드링크를 섭취하며 잠을 쫓고 있다. 하지만 현재까지의 근거로는 카페인 섭취가 학업 수행 능력에 미치는 긍정적인 영향은 확실치 않으며, 오히려 카페인 섭취로 인한 수면 문제, 이로 인한 낮 시간 졸림이 학업 수행에 부정적인 영향을 미친다. 오히려 충분한 수면과 휴식 시간을 마련해 주는 것이 필요 이상의 카페인 섭취를 막음으로써 이에 따른 부작용을 줄일 수 있을 것이다.

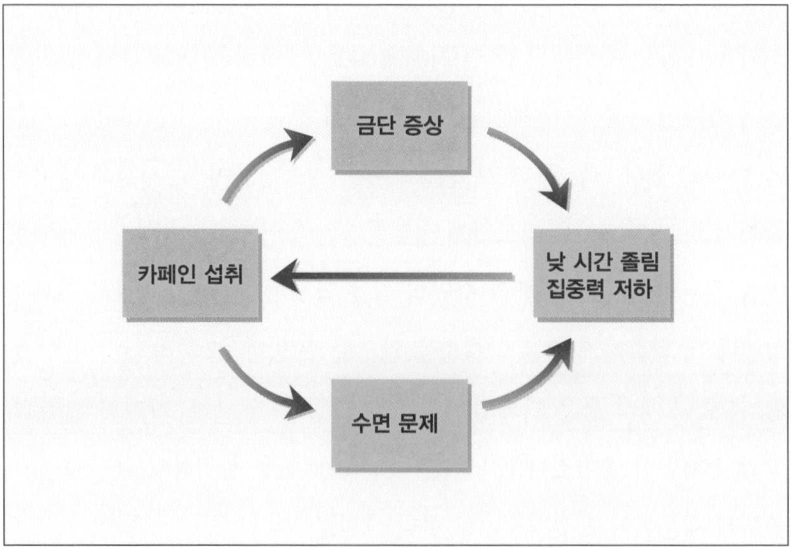

"학업 수행 격차의 많은 부분이 카페인 사용에서 야기되며, 낮 시간의 졸림이 매개 역할을 합니다. 수면 부족을 보이는 청소년들이 낮 시간의 졸림을 줄이기 위해 카페인을 과도하게 섭취한다는 말입니다. 낮 시간의 졸림, 집중력 저하 등은 카페인의 금단 증상일 수 있기에, 카페인 섭취 후 학업 수행력이 좋아졌다고 느끼는 것은 카페인을 섭취하여 금단 증상이 줄었기 때문입니다. 카페인 섭취의 각성 효과가 기억 기능이나 학업 성취도를 향상시킨다는 근거는 부족합니다."

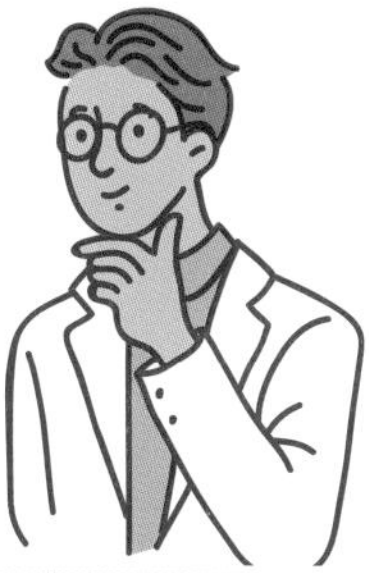

이것만은 알아두세요, 이것이 팩트

1. 카페인 섭취의 각성 효과가 기억 기능이나 학업 성취도를 향상시킨다는 근거는 부족하다.
2. 카페인 섭취가 오히려 수면 문제를 야기할 수 있고, 낮 시간의 졸림과 집중력 저하가 카페인의 금단 증상일 수 있다.

자살을 따라 하기도 하나요?

한국의 자살률은 경제협력개발기구(OECD) 국가 중 최고 수준이다. 자살률은 1992년 이후 꾸준히 증가 추세를 보였다. 2011년에는 인구 10만 명당 31.7명을 기점으로 2017년 24.3명으로 감소하는 추세이다. 그러나 2003년 이후로 여전히 OECD 국가 중 자살률은 최상위권이다.

한국 아동·청소년의 자살률은 어떻게 변하고 있을까? 2018년 자살예방백서에 따르면 2015년에 비해 2016년 연령대별 자살률은 10대와 20대의 자살률을 제외하고 다른 연령대에서 모두 감소하였다. 반대로 10대의 자살률은 4.2명(2015년)에서 4.9명(2016년)으로 증가했다. 2018년 질병관리본부에서 시행한 청소년 건강행태 온라인 조사[1]에 따르면 최근 12개월 동안 심각하게 자살을 생각한 적이 있는 남학생은 9.6%, 여학생은 17.4%였으며, 고등학생(남 9.7%, 여 16.4%)과 중학생(남 9.4%, 여 18.6%)에서 남학생은 심각하게 자살을 생각한 적이 있는 학생이 중, 고등학생에서 비슷한 수준이었으나, 여학생은 중학생에서 더 높았다. 최근 12개월 동안 자살하기 위해 구체적인 계획을 세운 적이 있는 학생은

4.4%, 자살을 시도해 본 적이 있는 학생은 3.1%이었다.

한국 중고등학생들이 자살을 생각하는 주된 이유

자살을 생각하는 이유에는 어떤 것들이 있을까? 2017년 아동·청소년 인권 실태 조사[2]의 일환으로 중학생과 고등학생을 대상으로 죽고 싶다는 생각과 그 이유에 대해서 조사했는데, 죽고 싶다는 생각을 하게 된 이유는 학업 문제가 40.1% (중학생 34.6%, 고등학생 45.5%)로 가장 높은 응답률을 차지했다. 학교 성적 다음으로 중학생에서는 가족 간의 갈등(중학생; 24.6%, 고등학생; 13.5%)을, 고등학생에서는 미래(진로)에 대한 불안(중학생; 13.7%, 고등학생; 26.9%)이 더 높은 응답률을 보였다. 종합해 봤을 때 중학생은 고등학생에 비해 가족과 또래 관계에 영향을 더 받으며, 고등학생이 중학생에 비해 진로에 대한 부담을 더 크게 느끼는 것으로 보인다.

아동·청소년 인권 실태 조사(2017)

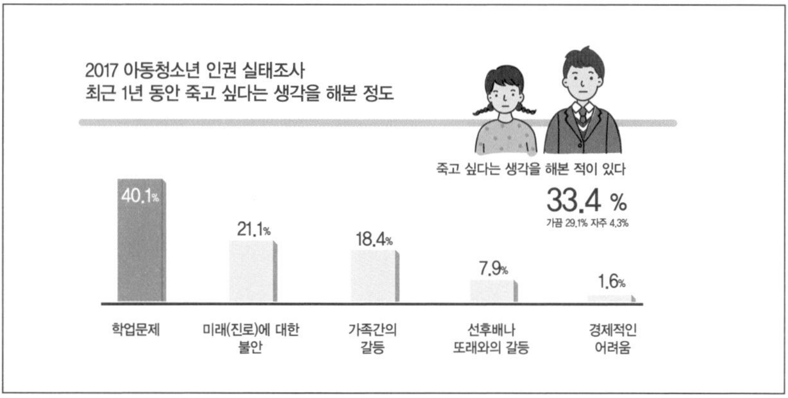

그렇다면 자살률 증가에 영향을 주거나 반대로 예방할 수 있는 요인에는 어떤 것이 있을까? 지난 20년간 자살률이 증가해오다 2011년을 기점으로 자살률이 감소 추세를 보이는 이유는 무엇일까? (1) 자살 관련 미디어에 노출되면 정말 모방 자살이 늘어나는가? (2) 자살에 대한 질문이 자살사고를 악화시키나? 이 두 가지 질문에 대해 생각해보자.

Q: 자살 관련 미디어에 노출되면 정말 모방 자살이 늘어나는가?

우리는 가까운 친척이나 가족이 사망하면 장례식장에 가거나 기일에 제사를 지내면서 간접적으로 죽음을 접한다. 하지만 이것보다 더 자주, 흔히 죽음에 대해 접하는 것은 뉴스 보도, 신문 기사, 유투브(YouTube) 채널, 영화, 드라마 등 각종 미디어를 통해서다. 미디어의 파급효과는 잘 알려진 사실로 배우, 가수, 운동선수, 정치인, 기업인을 포함한 유명 인사의 죽음이 그 사람과 직접적으로 연관이 있지 않은 일반 대중에게 영향을 미칠 수 있다. 특히 유명인이 자살했다는 미디어 보도 이후 자살률이 상승하는 것을 '베르테르 효과(Werther effect)', '모방 자살(copycat suicide)'이라고 말한다. 이는 18세기에 대문호 괴테가 쓴 '젊은 베르테르의 슬픔'이라는 책에서 주인공 베르테르의 죽음을 모방하여 당시 여러 젊은이들이 자살로 목숨을 끊은 사회적 현상을 빗대어 명명한 것이다.

유명인의 자살뿐 아니라 유명하지 않은 사람이 자살을 시도하거나 사망했을 경우도 마찬가지 효과를 불러일으키는데[3], 일부 언론에서 사실 전달을 넘어서 자세하게 자살 수단과 장소를 기술하거나 자살 동기에 대한 섣부른 추측으로 선정적인 내용의 기사를 과잉보도 하기도 한다. 다른 것도 아닌 죽음을 모방하다니, 정말 베르테르 효과가 있는 걸까? 있다면 우리에게 어떻게 영향을 미칠까?

한 연구에서 2005년-2009년까지 한국의 유명인 13명의 자살 직후 국내 자살률을 조사한 결과 유명인과 비슷한 연령, 성별의 사람들이 동일한 방법으로 자살한 것을 확인했다[4]. 국내 연구로는 1990년-2010년 사이 자살한 유명인 중 언론에 많이 보도된 15명에 대한 기사 개수와 통계청의 모방 자살자 수를 정량적으로 모델링해 분석한 결과 0.74라는 상관계수($r=0.74$, $p<0.01$)가 도출되었다[5]. 즉, 미디어에 연예인의 자살이 노출되는 기사가 나오는 것과 모방 자살의 상관관계가 0.74로 매우 높은 것으로 나타났다. 이는 기사가 미디어에 많이 노출되는 날에 모방 자살이 급격히 높아짐을 의미하고 반대로 미디어의 노출이 적을수록 모방 자살이 적다는 것을 의미하기도 한다. 따라서 미디어에서 유명인의 자살 보도를 다룰 때에는 매우 신중해야 한다.

다른 연구에서는 2005년-2012년 사이 국내 언론(일간지, 방송 3사)

에 보도된 유명인의 자살 보도 건수와 자살률 간에 양의 상관관계(일간지 $r=0.62$, $p<0.001$, 방송사 $r=0.39$, $p<0.001$)가 있음을 밝혔다[6]. 여러 연구에서 증명되었듯이 유명인의 자살 보고 건수가 많이 보도될수록 자살률이 증가한다는 뜻이다. 이 연구에서는 2011년에 한국의 자살률이 정점을 찍은 이후 2012년부터 꾸준히 감소 추세를 보이는 것에 대해 이렇게 설명하고 있다. 2011년 이후 자살 보도 지침이 강화되고 보급이 확산되었다. 인터넷 자살 정보를 차단하기 위한 노력으로 자살 보도 건수가 2011년-2012년 사이에 일간지에서 11% 감소하였다. 또한 자살 예방에 관한 일간지의 기사는 9.5% 증가하였다. 이는 미디어에서 자살 보도를 조절하고 자살 예방에 대한 노출을 증가시키는 것이 자살을 예방할 수 있음을 보여준다.

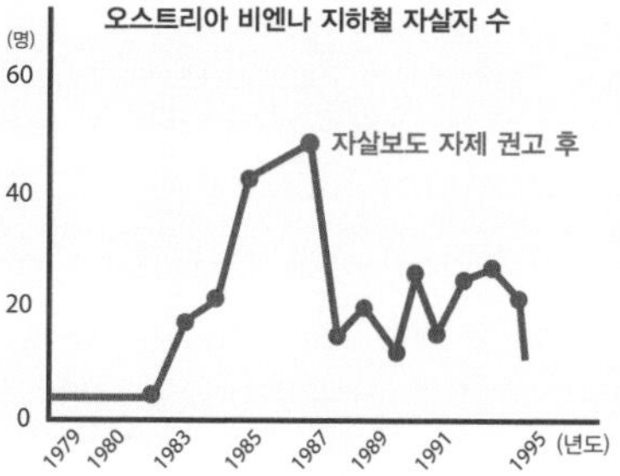

오스트리아에서는 1978년 지하철이 처음 개설된 이후, 지하철에 뛰어드는 것이 가장 대중적인 자살 방법으로 떠올랐다. 게다가 미디어가 지하철 자살을 드라마틱하고 충격적인 기사거리라고 보도하면서 자살과 자살 시도 빈도가 급격히 상승했다.
오스트리아 자살예방협회는 이에 비엔나의 신문에 실린 자살 보도가 자살률에 미치는 영향을 연구하기 시작했다.

이 연구에 따라 언론 보도 지침을 만들어 언론사에 배포하고, 자살 사건 보도 시, 이 원칙을 따라 줄 것을 부탁하였다. 효과는 바로 나타나기 시작해서 1988년부터 지하철 자살률이 급격히 떨어져 안정되었다.
오스트리아의 사례는 자살 보도를 금지하지 않고도 언론과의 협동 하에 자살 보도의 질을 높여 모방 자살을 감소시킬 수 있었던 좋은 예가 되었다.

출처: 자살보도 권고기준 3.0

사회적 반향

이상의 연구 결과를 종합하면, 미디어의 자살 보도가 일반 대중의 자살률 증가에 영향을 미친다는 것을 알 수 있다. 국가에서는 자살에 대한 미디어 조절과 관련해 2004년부터 자살 예방 가이드라인을 편찬하고 보급하고 있다.
2018년에는 자살 예방 국가 행동 계획을 발표하고 자살 보도 권고 기준 3.0 버전을 확산하고 웹툰·드라마 등 문화 콘텐츠의 자율규제를 추진하고 있다. 방송·신문·인터넷 신문사 등에 종사하는 관계자를 위한 자살예방 세미나를 개최하고, 전 부처 출입기자단을 대상으로 언론보도 권고 기준 교육 등을 실시하고 있다.
경찰청에서는 자살 촉발 위험 제거를 위한 자살 사건 비공개 원칙을 준수하고 교육한다. 또한 정확한 사인 규명 전까지 자살에 대한 단정적인 언급을 자제하고 자살의 수단·장소를 공개하지 않도록 권고하고 있다.
요약하면 유명인의 자살 사건 발생 시 여러 부처에서 이에 대한 정보를 공유하고 언론사에 협조 요청을 보내며, SNS를 모니터링하는 등의 공동 대응을 하고 있다. 하지만 최근 우후죽순처럼 생겨난 인터넷 채널(인터넷 방송 및 SNS)에 대한 자정 조절과 적절한 규제는 앞으로 해결해야 할 숙제이다. 여러분의 자녀가 좋아하는 연예인이나 가까운 사람이 자살로 사망했을 경우 자살에 대한 미디어 기사에 반복적으로 노출되지 않도록 조절해주는 것이 필요하다. 어린 자녀가 자신과 주변 사람들의 죽음에 대해 불안해하면 그 감정에 대해서 공감해주고 언제든지 부모에게 말할 수 있게 해 안심시켜주는 것이 필요하다.

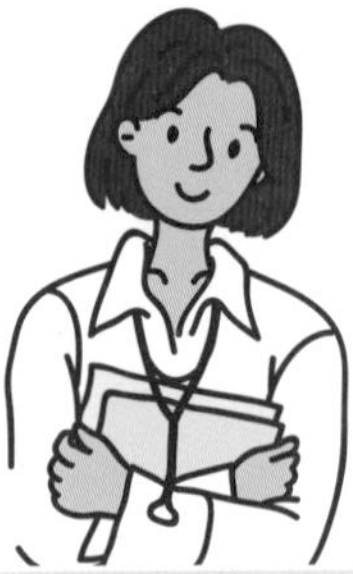

이것만은 알아두세요, 이것이 팩트

1. 유명인이 자살로 인해 자살률이 높아지는 현상을 모방 자살이라고 한다.
2. 모방 자살을 방지하기 위해 유명인의 자살 사건 보도 시 주의를 요한다.

죽고 싶은지 물어보면 자살 생각을 부추기나요?

Q: 자살에 대한 질문이 자살사고를 악화시키나?

앞서 자살사건의 과도한 미디어 노출로 인한 모방자살에 대해 이야기했다. 그렇다면 자살에 관한 이야기는 노출을 최소화 또는 금기시하는 것이 좋을까?

많은 사람들이 자살을 생각하는 사람에게 자살 시도나 죽음에 대해 이야기하는 것을 마치 자살 위기에 처해 있는 사람에게 기름을 붓는 것으로 여기거나 자살을 생각하지 않는 사람에게 질문함으로써 오히려 자살에 대해 반추하거나 충동적으로 자살 행동을 하지 않을까 염려한다. 말하자면 의인성 부작용(iatrogenic effect)에 대한 걱정이다.

이와 비슷하게 자살이라는 단어를 직접적으로 말하기 부담스러워 '좋지 않은 생각, 나쁜 생각'으로 에둘러 이야기하거나 '설마 자살 같은 걸 생각하는 건 아니지?'라고 말해 자살에 대한 생각을 듣지 않겠다는 메시지를 내비칠 수도 있다. 하지만 일반인의 우려와는 달리, 실제로 자살이라고만 언급해도 자살을 생각하는 사람은 '내가 이 사람에게 자살에 대해 이야기해도 되겠구나.'라고 생각하게 되어 도움을 줄 수 있다. 하지만 여

전혀 미심쩍은 마음이 들거나 망설여질 수 있다. 자살에 대해 직접적으로 물어보는 것이 자살을 생각하는 사람에게 정말 도움이 될까?

한 연구에 따르면 정신과에 입원한 170명의 청소년 환자를 대상으로 퇴원 당시와 이후 2년 동안 6개월 단위로 총 5번에 걸쳐 자살 사고를 평가하였는데 시간 경과에 따라 자살 사고가 점진적으로 감소했다[1]. 반복된 자살 사고의 평가나 질문이 실제 자살 사고의 감소에 미치는 영향을 어떻게 설명할 수 있을까? 이는 자살에 대해 질문하는 사람과 자살을 생각하는 사람 사이에서 일어나는 유대감(interpersonal connectedness)에서 온다는 주장이 있다[2].

자살을 언급하는 사람은 정말로 자살을 할 가능성이 있을까? 2018년 미국 메이요 클리닉(Mayo clinic)의 연구에 따르면, 자살로 사망한 66명 중 자살로 사망하기 1년 이내에 병원에 방문했을 때 1회 이상 자살 사고를 언급한 사람은 17명이었고 대조군은 141명 중 한 명도 없었다[3]. 이 연구 결과로 미루어 생각해봤을 때 한 번이라도 자살 사고를 표현하는 사람은 그렇지 않은 사람보다 자살 시도 가능성이 높다는 것을 알 수 있다.

'차라리 죽는 게 더 낫겠다.'라는 소극적인 자살 생각을 하는 사람이나 구체적인 자살 계획을 가진 사람이 있다면 반드시 관심을 기울여야 한다. 이제 여러분은 자살에 대한 질문을 함으로써 자살을 부추길 수 있다는 잘못된 믿음에서 벗어났기는 했다. 하지만 상대방으로부터 자살에 관한 이야기를 들을 때 어떻게 대처해야 될지 몰라 당황스러울 수 있다. 자살은 잘못된 생각이라고 자살을 하지 않도록 섣불리 설득하는 것보다 상대방의 이야기를 잘 들어주는 것이 우선이다. 그렇다면 잘 듣는다는 것은 어떤 것일까? 첫째, 자살을 생각하는 사람의 상황이나 감정, 태도에 대해 옳고 그름을 판단하지 않는 것이다. 둘째, 충분히 공감하고 있다는 것을 표현하는 것이다. 이때 주의해야 할 것은 상대방의 말을 잘 들어주는 것이 자살 생각에 동의하는 것으로 여겨질까 두려워 섣부른 해결책을 제시하거나 상대방의 말을 충분히 듣지 않은 채 설득부터 하려는 것이다. 때로는 침묵한 채로 경청하는 자세를 보여주는 것이 가장 강력한 공감의 메시지가 될 수 있다.

자살을 생각하는 사람의 이야기를 듣다 보면 죽음 자체가 목적이 아니라 고통에서 벗어나고 싶다는 소망의 표현이며 끝날 것 같지 않은 절망감에 자살만이 유일한 해결책이라고 생각하는 것을 알 수 있다. 죽음을 생각하는 사람은 동시에 살려고 하는 마음도 가지고 있는데 이를 양가감정이라고 부른다. 이 양가감정의 상태에서 살려고 하는 마음에 힘을 실어주는 것이 자살 위기에 처한 사람을 도울 수 있는 최선의 방법이다[4].

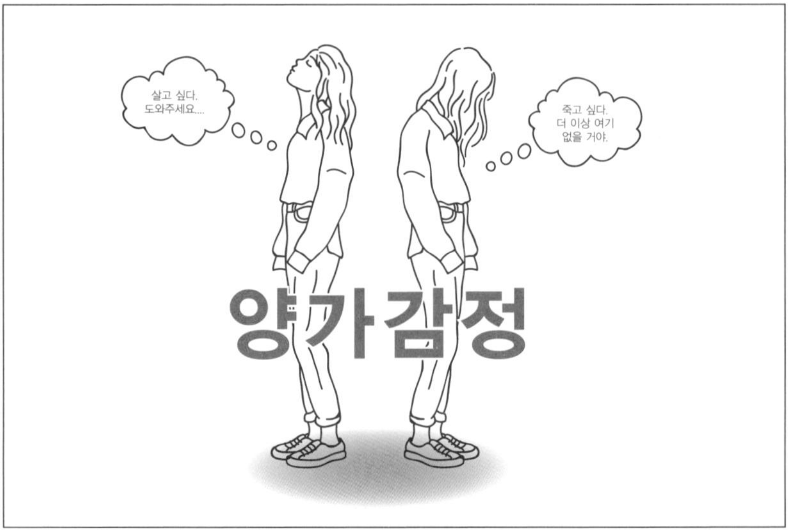

출처: 보고 듣고 말하기 (청소년용)

또한 자살을 생각하는 사람이 전문가를 만나기 전까지 여러분이 어떻게 대처하면 되는지 알려주는 곳이 있다. 바로 생명지킴이 즉, 게이트키퍼(gate-keeper)를 양성하는 중앙자살예방센터이다. 여러분의 작은 관심이 누군가의 생명을 구할 수 있다면, 잠시 책을 덮고 검색해 보는 것은 어떨까?

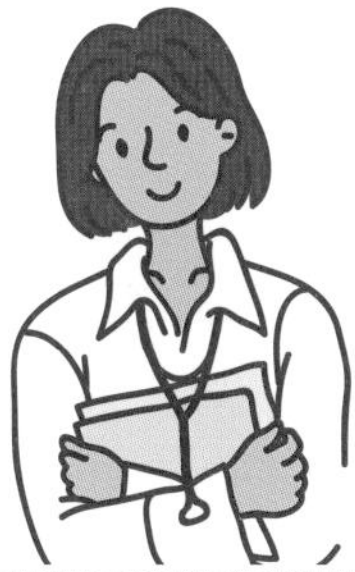

이것만은 알아두세요, 이것이 팩트

1. 자살을 생각하는 사람에게 자살에 관해 질문하는 것은 그 사람의 자살 사고를 부추겨 위험에 빠뜨리지 않으며 오히려 자살 예방에 도움이 될 수 있다.
2. 자살을 생각하는 사람은 살고 싶은 마음을 동시에 가지고 있기에, 주위에서 위험신호를 잘 파악한다면 자살 위기에 있는 사람을 도울 수 있다.

자해는 왜 하나요?

"청소년의 자해, 전파와 확산을 막아주세요."
2018년 여름 청와대 홈페이지에 올라온 국민청원이다. 한 정신과 의사가 올린 이 청원의 내용은, 많은 상담사와 정신과 의사가 자해를 하고 오는 아이들은 만나고 있지만 치료하기에는 역부족임을 알리며, 청소년 자해에 대한 경종을 울렸다. 특히 정신의학 용어인 비자살적 자해를 넘어 하나의 문화 신드롬처럼 자해 관련 내용이 네이버, 구글, 인스타그램, 트위터 등을 통하여 전파되는 것에 대한 정부 차원의 대책을 요구하는 내용이었다.

실제로 비슷한 기간에 보건복지부, 경찰청, 중앙자살예방센터가 함께 실시한 국민참여 자살유해정보 클리닝 활동에서는 2주간 총 1만 7,338건의 자살유해정보가 신고되었다. 이는 전년대비 43%가 증가한 수치였다. 특히, 자살 관련 사진과 동영상 게재(8,039건, 46.4%)가 2017년(210건)에 비해 3,728% 증가하였고, 그중 자해 사진은 84%(6,808건)였다. 이러한 상황에서 자해 대유행이라는 말이 생기고 이에 대한 대책을 마련하려는 학회와 심포지엄이 많이 열렸다. 아직 자해와 관련된 통계는 없지만 교육부 청소년 자살통계에 따르면 2016년 12월–2017년 3월 사이에 청소년 자살이 30명에서 2017년 12월-2018년 3월 동안에는 45명으로 50% 증가한 것을 고려한다면 자해 대유행이 실제 자살로 인한 사망과 연관이 있을 가능성을 염두에 두어야 하겠다.

자살시도와 자해의 차이

자해를 자살시도의 일종으로 생각할 수 있지만 자해와 자살 시도에는 차이가 있다. 2000년대 초반까지는 자해에 대한 진단기준이 없이 경계성인격장애, 우울증, 불안장애, 외상후스트레스장애, 조현병 등에서 나타날 수 있는 증상 정도로 인지했다. 한편 2013년에 발간된 DSM-5에서는 추가 연구가 필요한 상태(conditions for further study)에 비자살적 자해(non-suicidal self-injury)를 추가하여 그 기준을 제시하였다. 비자살적 자해라는 단어에서 알 수 있듯이 죽음의 의도 없이 신체에 의도적인 손상을 가하는 행동을 전년도 기준 1년에 5일 이상 시도한 적이 있을 때를 지칭한다. 자살 시도와 비자살적 자해를 구분해야 하는 이유는 그 형태와 목적이 다르기 때문이다. 2018년에 국제소아청소년정신의학회(International Association for Child & Adolescent Psychiatry and Allied Professions, IACAPAP)에서는 그 차이에 대하여 비자살적 자해는 삶을 끝내려는 목적이 없이 급격하게 화가 나거나 절망하고 스트레스를 견디지 못하는 상태에서 본인이 생명에 위협적이지 않다고 생각하는 방법(예: 피부를 물거나 자르거나, 화상 혹은 냉해)으로 손상을 가하는 것이라고 제시하였다. 하지만 반복성에 대해서는 자살 시도에 비하여 더 높다고 밝혔다[1]. 2010년에 뮬렌캠프와 커(Muehlenkamp & Kerr)에 의하여 제시된 자살과 자해의 차이에서는 그 결과에 대하여 자살 시도의 경우 좌절과 실망감, 고통이 증가하는 반면 비자살적 자해는 안도감과 진정을 느끼고 일시적인 고통이 감소한다고 하였다[2]. 대인관계에서도 자살 시도 후에는 타인의 돌봄과 관심이 증가하지만 비자살적 자해에서는 타인의 비난과 거절을 받게 된다고 제시했다.

자해의 심리 요인

아이가 자해를 했을 때 어른들은 이런 질문을 한다. "왜 자해를 한 거냐?"라고. 또 "뭘 어떻게 해줘야 하냐?"라고 묻는다. 어른들은 답답한 마음에 아이들의 문제를 해결하고자 묻지만 돌아오는 답변은 거의 없거나 본인도 모른다는 답변이 대부분이다.

자해를 행동의 관점에서, 왜 아이들이 다른 행동이 아닌 자해라는 행동을 선택하고 반복하는지 생각해야 한다. 이에 대하여 가장 넓은 범위의 이론은 2010년에 녹(Nock)에 의하여 제시되고 2014년에 제이콥스과 바테잔(Jacobson & Batejan)에 의하여 수정된 통합 모델이다[3]. 이 모델에서는 유전적으로 높은 인지적, 정서적 반응성과 아동기 학대 등의 환경이 감정 표현이 서툴고 고통을 잘 못 견디는 개인의 취약성과 부족한 사회 문제 해결 능력 등의 대인관계 취약성과 서로 작용하여, 스트레스 상태에서 자해라는 행동을 선택한다고 주장한다. 이로 인해 부정적인 정서가 감소하고 편안해지는 경험을 하며 사회적으로 주의를 끌거나 원치 않는 사회적 상황에서 벗어날 수 있게 되는 등의 결과에 이른다는 것이다. 이같은 결과가 행동의 강화를 일으켜 반복적으로 자해를 한다는 이론이다.

이 이론은 경험 회피 모델로도 제시가 된다. 어떤 사건에 의하여 정서적으로 부정적인 반응(분노, 수치, 슬픔, 좌절 등)이 일어났을 때 그 정도가 심하고 개인적으로 취약하면(감정조절의 어려움, 낮은 고통 내성 등) 회피 반응으로써 자해를 하게 된다. 이때 일시적으로 부정적인 반응이 완화되면 습관화가 되어 악순환이 반복된다는 이론이다. 자해를 통하여 부정적인 반응이 완화되는 것에 대한 연구가 아직 부족하지만 자해를 통해 유발되는 통증이 정서적인 고통을 줄이는 진통제 역할을 하고 이에는 내성이라는 중독적 요소가 나타난다는 보고도 있다.

2016년에 영국에서 발표된 체계적 문헌 고찰 논문에서는 그동안 발표된 152개의 연구를 종합하여 자해의 이유를 제시하였다[4]. 가장 빈번한 이유는 스트레스를 감소시키고 감정 조절을 하기 위해서였다. 90% 이상의 연구에서 자해를 통하여 스스로를 진정시키거나 감정적인 고통을 완화시키고, 고통스러운 무언가를 잊을 수 있는 등 정서적인 고통을 조절하려고 했다고 보고되었다. 두 번째 이유는 87%의 연구에서 보고되었는데, 누군가의 도움을 받거나 자신의 고통을 다른 사람에게 알리는 등 대인관계에서 도움을 얻기 위해서였다. 세 번째 이유는 63%의 연구에서 보고되었는데, 본인을 스스로 처벌하거나 다른 사람을 처벌하는 대신 자해를 하는 처벌의 목적이었다. 이외에는 본인의 느낌이 너무 강할 때 감정을 먹먹하게 하기 위해서, 혹은 반대로 먹먹한 느낌을 멈추기 위해, 본인이 살아있음과 무엇인가 하고 있다는 느낌을 가지기 위해 자해를 한다고 보고했다. 이 연구에서 보고된 자해의 이유들은 제이콥슨과 바테잔의 통합 모델 이론에서 제시한 자해의 목적인, 스트레스에 대한 부정적인 감정을 감소시키기 위함과 같은 맥락으로 볼 수 있다.

그렇다면 어떻게 해야 하나

자해에 대한 내용을 보면 마치 자해가 고통을 느끼는 청소년에게 진통제나 치료제와 같은 기능을 하는 것으로 여겨진다. 하지만 청소년의 자해는 약물남용, 감정 조절의 문제, 반사회적 행동, 낮은 자존감, 위험 행동의 증가 등 부정적인 행동과 연관이 있다. 더구나 향후 우울증이나 불안 장애로 발전할 가능성이 높다. 가장 주의해야 할 것은 자살의 위험성이 증가한다는 점이다. 스트레스에 대한 대처 방법으로 반복적으로 자해를 하면서 자살에 대한 두려움, 공포, 신체적 고통 등에 둔감해질 수 있다. 한 연구에서는 반복적으로 비자살적 자해를 하는 사람 중 70%가 자살시도를 한 것으로 보고되었다[5]. 외국의 경우 전체 인구에서 4%의 빈도를 보이는 자해 행동이 청소년의 경우 14-15%, 고등학생의 경우 46%까지 더 높게 보고된 것을 감안하면 전체 인구에 비하여 청소년에서 자살 시도의 위험도 높을 것으로 판단된다[6]. 자살에 대해서는 연구가 많이 진행되고 현황이 많이 파악되고 있지만 자해 행동에 대해서는 모두가 당황하고 있고 자살 시도에 비해 비밀스럽게 할 수 있다는 특성 때문에 현황 파악도 어려운 상태이다. 그렇다면 우리는 자해하는 아이들에게 과연 무엇을 해 주어야 할까?

해결로 가는 길

자해하는 아이들에게 무엇을 해 주어야 하는가?

가장 먼저 아이들의 고통을 인정해 주어야 한다. 자해가 아닌, 자해를 하기까지 아이가 느끼는 스트레스를 해결 대상으로 삼아야 한다. 다시 말하면 자해한 것으로 아이를 혼내거나 다그치지 말고 힘든 상황을 들어주고 그들의 감정과 느낌을 이해해야 한다.

두 번째로 자해 행동에 대하여 의연하게 대처해야 한다. SNS 등에 올라오는 사진들을 보아도 자극적이고 혐오스러울 때가 있다. 그런데 부모나 교사가 자녀 혹은 담당 학생의 상처를 실제로 보면 당황하게 된다. 그러면 아이들은 더 감추려 하고 때로는 모멸감을 느끼기도 한다. 힘들겠지만 부모와 교사 등 아이의 상처를 직접 혹은 가장 먼저 대하는 사람들은 아이들을 아무렇지 않게 대할 수 있어야 한다. 의연하고 차분하게 연고를 발라주고 치료해 줄 수 있어야 한다.

세 번째로는 아이의 어려움을 섣부르게 아는 척하거나 해결하려고 하지 말아야 한다. 다 이해할 수 있는 건 아니고, 아이의 고통을 모를 수도 있음을 솔직하게 아이에게 이야기하고 그 때문에 소통이 필요함을 알려주어야 한다.

마지막으로는 항상 일정하게 아이의 주위에 있어 주어야 한다.

반복적이고 은밀하게 자해 행동은 지속된다. 단기간에 해결할 수 있는 문제가 아니므로 아이가 힘들 때 언제든 도움을 받을 수 있다는 안정감을 주어야 한다. 더불어 그 도움 또한 항상 일정함을 알려 주어야 하며, 그 도움 안에는 반드시 전문의의 진단적 평가가 포함되어야 한다. 학교 혹은 가정에서 해결할 수 있는 상태인지, 아니면 의학적인 치료가 필요한 상태인지 꼭 평가해야 한다. 최근에는 Wee 센터, 정신건강복지센터, 학생정신건강지원센터, 전문가 학교 방문 사업 등을 통하여 도움을 받을 수 있다. 자해한 아이를 혼자 다 감당하는 것은 보호자로서 너무 힘든 일이다. 너무 걱정하고 자책하기보다 전문가의 도움을 요청하고 함께 의논하는 것이 필요하다.

"자해를 행동의 관점에서, 왜 아이들이 다른 행동이 아닌 자해라는 행동을 선택하고 반복하는지 생각해야 합니다. 자해 행동은 반복적이고 은밀하게 지속됩니다. 단기간에 해결할 수 있는 문제가 아니므로 아이가 힘들 때 언제든 도움을 받을 수 있다는 안정감을 주어야 합니다. 잊지 말아야 할 것은 그 도움 안에는 반드시 전문의의 진단적 평가가 포함되어야 한다는 것입니다."

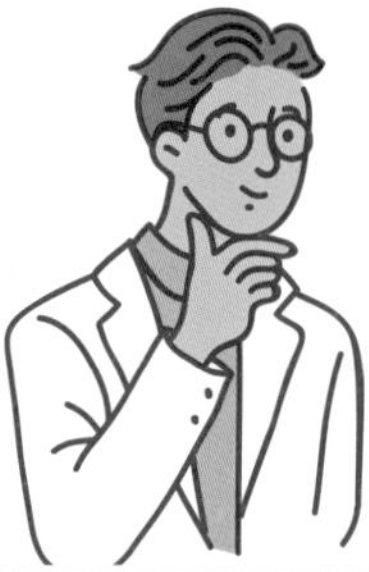

이것만은 알아두세요, 이것이 팩트

1. 자해는 자살 시도와 다르다.
2. 자해는 청소년이 부정적인 감정과 스트레스를 처리하는 한 방법이다.
3. 자해를 하는 아이의 고통은 인정하고 일정하게 곁에 있어주어야 한다.
4. 청소년 자해는 보호자, 학교, 정신보건 전문가가 함께 의논하고 해결해야 한다.

청소년기의 동성애, 어떻게 이해해야 할까요?

수년 전부터 여름이 되면 서울 시청 앞 광장에서 동성애자 축제인 퀴어 축제가 열리고, 그 옆에는 동성애를 반대하는 사람들이 모여 반대 집회를 한다.
성 소수자라는 단어는 우리나라에서 익숙한 단어가 되었고 최근 입법 여부로 논란이 있는 차별금지법과 학생인권조례에는 성적 지향도 차별할 수 없다는 내용이 들어가 있다. 유명 사이트의 웹툰에는 동성애를 주제로 한 만화가 정기적으로 연재되고 있고, 동성애를 주제로 한 영화의 청소년 관람불가 판정에 대하여 위헌이라는 대법원의 판결도 있었다. 매스컴에서는 성 소수자는 타고나는 것이기 때문에 동성애는 보호되어야 한다는 의견과 도덕적으로 잘못되었다고 하는 의견으로 나누어져 치열하게 공방하고 있다.

수십 년 전에 비하면 우리나라에서 동성애에 대한 생각이나 관점은 우호적으로 바뀌는 듯하다. 하지만 청소년을 자녀로 둔 부모는 퀴어 축제에 등장한 '엄마, 나 게이야.'라는 피켓을 보면 가슴이 덜컥 내려앉으며 걱정부터 앞선다. 청소년들이 커밍아웃을 할 때, 우리는 어떻게 받아들여야 할까?

먼저 동성애라는 용어에 대한 이해가 필요하다. 생물학적인 성과 상관없이 본인이 내적으로 성별을 인지한 상태(성 정체성, gender identity)

에서 사회문화적으로 기대되는 성 정체성에 맞는 행동, 태도, 성격 특성 등(성 역할, gender role)을 보이지만, 동일한 성에 대하여 성적 지향성(sexual orientation)을 가지는 것을 동성애라고 한다.

동성애는 성 정체성 장애와는 차이가 있다. 청소년기에 본인의 생물학적인 성과는 반대의 성 정체성을 가지고 성 역할을 하는 것을 정신의학의 진단체계인 DSM-IV에서는 성 정체성 장애(gender identity disorder)라고 명명했다. DSM-5에서는 성별불쾌감(gender dysphoria)으로 진단명을 개정하면서 생물학적인 성과 성 정체성의 불일치로 인한 고통을 더 강조했다. 하지만 동성애는 DSM-III부터 질환으로 간주하지 않았고 국제질병분류(International Classification of Diseases, ICD) 제10판에도 '성적 지향은 질병으로 간주되어서는 안 된다.'고 기술하고 있다.

청소년기는 신체의 성적인 발달을 경험하면서 자위행위를 통하여 새로운 성적 기능을 경험한다. 반대 성에 대한 관심이 증가하고 청소년기 초기에는 환상과 자위행위를 통하여 성적 감정을 표현한다. 그 후 청소년기 후기가 되면서 활동적인 성생활을 할 수 있을 정도로 심리적으로 성숙해간다. 이러한 과정에서 서로의 신체 변화나 자위행위 등을 공유하며 성적인 호기심을 교환하는데 이 가운데 동성애 경험을 하기도 한다.

하지만 청소년기의 성행동이 미래의 성적 지향을 나타낸다고 볼 수는 없다. 청소년들은 이러한 혼란 과정을 통하여 성 정체성을 확립해 나가는데 개인의 성숙도와 경험, 외부 정보, 지지적 성인 역할 모델의 존재, 또래 사이의 이해도 등에 영향을 받는다. 청소년기의 동성애적인 성 정체성의 형성과정은 1989년에 트로이덴(Troiden)이 민감화, 정체성 혼란, 정체성 가정, 몰입의 4단계로 설명하였다[1]. 민감화(sensitization) 단계에서는 아동기나 사춘기 초기에 동성에게 끌리는 것을 알게 되면서 이성애적 사회화를 이루지 못하고 자신의 정체성을 탐색하기 시작한다. 정체성 혼란(identity confusion) 단계는 사춘기 초반에서 중반 사이에 시작된다. 이성애적 정체성을 동성애적 정체성으로 바꾸면서 내적 혼란을 겪게 되고, 자신을 동성애자로 결정한 후에는 동성애에 대한 부정적인 사회적 인식과 본인의 정체성 사이에서 갈등을 겪는다. 이 시기에는 청소년기의 발달 과업과 관련한 혼란을 함께 겪으며 다른 청소년에 비하여 소외, 혼돈, 수치심을 더 많이 경험하며 우울, 자살 등의 정신건강 문제의 위험이 높아진다. 정체성 가정(identity assumption) 단계는 동성애적 정체성이 자신과 통합되고 주변에 그 정체성이 나타난다. 다른 동성애자들과 접촉하고 그들의 문화를 수용하게 된다. 가족 및 타인에게 자신의 동성애적 정체성을 드러내는 것은 큰 스트레스 요인이 된다. 이 단계에서 주위의 반응이 부정적이면 더 심한 정신건강 문제가 나타날 수 있다. 마지막으로 몰입(commitment) 단계에서는 자신의 동성애적 정체성을 자신의 삶의 방식으로 받아들인다. 커밍아웃에 대하여 인식하고 동성과의 관계를 주변에 숨기지 않는다. 이 시기는 부모로부터 독립된 생활이 가능한 초기 성인기에 해당한다. 트로이덴의 모델은 사춘기 전후에 동성애적 정체성이 형성되는 단계를 설명함으로써 청소년 동성애자들의 변화를 가장 잘 설명하는 것으로 받아들여진다.

동성애 발달 모델은 발달의 과정에서 환경적인 영향뿐만 아니라 이성애자의 성 정체성 발달과 선천적인 차이를 전제로 하고 있으며 동성애를 옹호하는 입장에서도 동성애는 선천적이라고 주장한다. 동성애가 선천적이라는 주장을 뒷받침하는 생물학적 증거들이 제시되기도 했지만 후속 연구에서도 동일한 연구 결과를 보이는 경우는 드물다. 예를 들면 1993년에 해머(Hamer) 등에 의하여 X 염색체의 Xq28과 남성 동성애가 연관이 높다는 결과가 학술지 '사이언스(Science)'에 발표되었다[2]. 하지만 이후에 동일 연구자가 다른 집단을 분석했을 때 해당 유전자와의 상관관계가 명확하지 않았고 여성 동성애와의 연관성은 설명하지 못했다. 1999년에 라이스(Rice)는 Xq28 유전자와 남성 동성애가 연관이 없다는 결과를 사이언스(Science)에 발표하였다[3]. 2005년에는 무스탄스키와 해머(Mustanski & Hamer)가 Xq28는 동성애와 연관성이 없고 대신 7, 8,

10번 염색체가 연관이 있을 것으로 추정하였다[4]. 하지만 2010년 라마고파란(Ramagopalan) 등이 시행한 연구에서는 7, 8, 10번 염색체 모두 동성애와 연관이 없는 것으로 보고되었다[5]. 이렇듯 동성애 관련 염색체 연구는 처음에는 연관이 있다고 발표가 되었어도 후속 연구들에 의해 동일한 결과를 얻지 못하고 있어서 정설로 받아들이기는 어렵다.

동성애 청소년은 청소년기에 이성애 청소년과 성 정체성 발달이 다르게 나타나지만 동성애의 원인을 선천적으로 볼 수 있는 과학적 증거는 부족하다. 다시 말하면 성 정체성 발달의 단계에서 정체성 혼란의 시기에 청소년들이 동성애를 타고난 것으로 받아들이거나 그로 인한 사회적 혐오, 불평등에 좌절하거나 이성애로서의 삶을 배척하지 않도록 도와야 한다. 동성애의 유병율은 설문조사가 어려운 내용으로 파악이 쉽지 않지만 우리나라의 경우 2011년 한국성과학연구소에서 서울에 거주하는 성인남녀 1,000명을 대상으로 한 조사에서는 동성애 경험이 있는 남성이 1.1%로 보고되었다. 청소년의 경우 2008-2012년 동안 시행한 청소년 건강행태 온라인 조사 결과를 분석한 결과 동성과의 성접촉이 있는 남학생이 0.7%, 여학생은 0.5%였다[6]. 남녀 합하면 165명 중 1명이 동성 성접촉의 경험이 있는 것으로 보고되었다. 이 연구에서는 이성간 성접촉이 있었던 학생들과 건강행태를 비교하였는데 동성 간 성접촉이 있는 집단에서 음주와 흡연의 위험이 각각 2.8배, 4.2배 더 높았다. 우울증상은 2.2배, 자살사고는 2.8배, 자살 시도는 4.2배 더 높았다. 외국의 경우에도 2017년에 알론소(Alonso) 등이 7개의 연구를 메타분석한 연구결과에서 동성애적 성적 지향성이 있는 경우 자살 시도의 위험이 청소년과 초기 성인기에는 2.3배, 성인 남성에서는 2.2배 높았다[7]. 같은 해에 루카센(Lucassen) 등에 의하여 발표된 23개 연구의 메타분석에서는 성소수자 청소년의 우울 증상 혹은 우울증의 위험이 3배 높은 것으로 보고되었다[8]. 이는 트로이덴이 제시한 발달단계 중 정체성 혼란과 정체성 가정의 시기에 혼자 고민하고 지지를 받지 못하는 상태에서 스트레스를 견디지 못하여 발생한 결과라고 생각할 수 있다. 청소년 초기에 본인이 다른 사람과 다름으로 인하여 혼란스러운 상황에서 인터넷이나 매체를 통하여 얻는 정보는 주위의 부정적인 시선과 평생을 소수자로 살아야 하는 걱정을 안겨주면서 이들에게 더 큰 스트레스를 안겨준다.

동성애에 대하여 고민하는 청소년들이 무분별한 정보에 노출되고 혼자 고민하지 않도록 부모나 교사와 의논하고 함께 고민할 수 있는 환경을 만들어야 한다. 사회성이 아직 완전히 발달하지 않는 청소년들이 미숙한 방법으로 동성애를 결정하고 노출하여 또래 집단에서 따돌림이나 괴롭힘을 당하지 않도록 그 이전에 상의할 수 있어야 한다. 청소년에게 혼란의 시기가 찾아왔을 때, 지금은 성적 지향성이 완전히 결정되지 않은 시기이므로 정확한 정보를 얻는 것이 중요하고, 부모, 교사 그리고 관련 전문가에게 도움을 얻을 수 있음을 청소년들에게 알려야 한다. 그리고 일선에 있는 상담 교사를 포함한 교사들에게 동성애로 인하여 고민하는 청소년을 어떻게 상담해야 할지에 대한 교육이 이루어져야 한다.

마지막으로 동성애의 성적 지향성을 가진 청소년들의 정신건강에 대한 돌봄이 필요하다. 외국과 우리나라의 연구에서 알 수 있듯이 음주, 흡연, 우울, 자살 등에 취약하기에 정기적인 선별검사와 적극적인 치료가 필요하다.

"동성애 청소년은 이성애 청소년과 다른 성 정체성 발달과정을 경험하지만, 동성애의 원인을 선천적으로 볼 수 있는 과학적 증거는 부족합니다. 동성애에 대하여 고민하는 청소년들이 무분별한 정보에 노출되고 혼자 고민하지 않도록 부모나 교사와 의논하고 함께 고민할 수 있는 환경을 만들어 줘야 합니다. 사회성이 아직 완전히 발달하지 않는 청소년들이 미숙한 방법으로 동성애를 결정하고 노출하여 또래 집단에서 따돌림이나 괴롭힘을 당하지 않도록 그 이전에 상의할 수 있는 토양을 만들어 주는 것이 필요합니다."

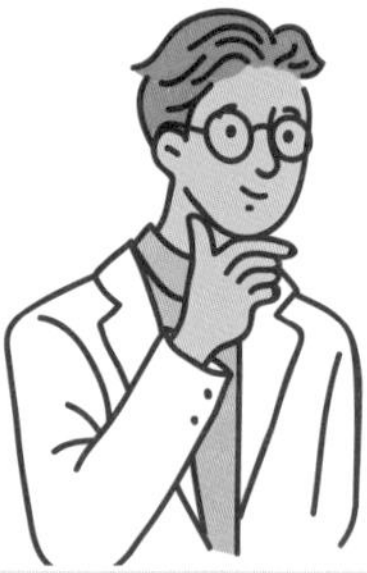

이것만은 알아두세요, 이것이 팩트

1. 동성애 청소년은 이성애 청소년과 다른 성 정체성 발달과정을 경험한다.
2. 동성애가 선천적이라는 생물학적인 증거는 부족하다.
3. 동성애적인 성 정체성을 보이는 청소년의 정신건강에 대한 돌봄이 필요하다.

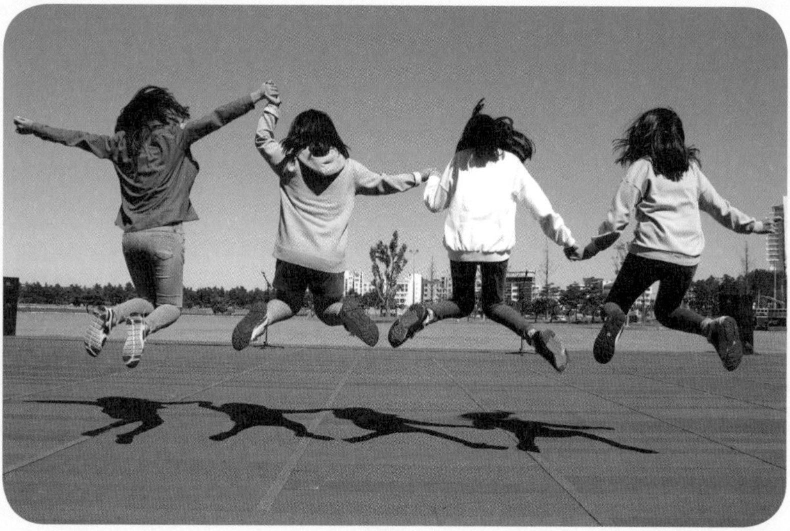

4. 논쟁

예방 접종은 자폐증을 일으키나요?

집중력 약은 중독되나요?

항우울제는 자살 위험을 높이나요?

뇌의 균형을 바로잡을 수 있나요?

영양 보조제는 정신건강에 이로운가요?

게임 중독이 병인가요?

폭력적인 게임이 실제로 폭력을 유발하나요?

자폐증에 효과적인 대체 치료가 있나요?

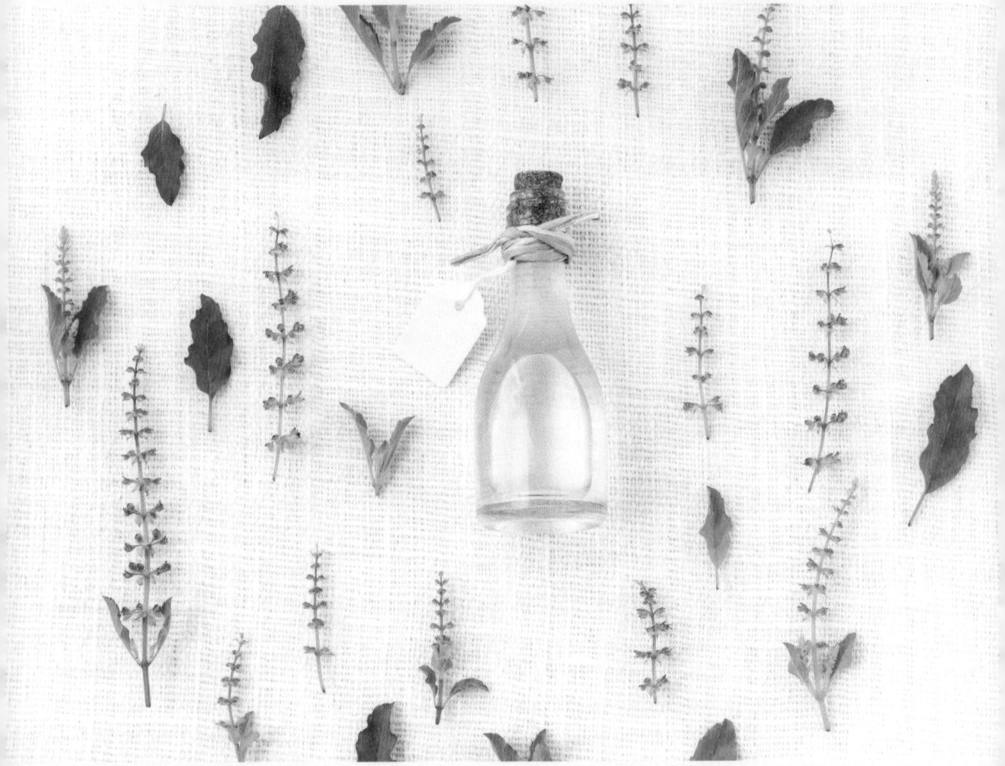

예방 접종은 자폐증을 일으키나요?

"예방 접종은 자폐증을 일으킨다는데, 예방 접종을 해야 하나요?"

소아정신과 진료실에 영유아를 데려온 부모가 많이 하는 질문이다. 가끔 외국에 사는 지인이 연락하여 같은 질문을 하는 걸 보면, 예방 접종과 자폐증의 관계에 대한 걱정과 불안은 전 세계적인 현상으로 보인다.

정상적으로 발달하던 아동 12명에서 MMR 예방 접종 후에 발달의 퇴행이 일어났다는 보고[1]가 1998년에 나온 후부터 자폐증과 MMR 예방 접종과의 관련성에 대하여 활발하게 논의되기 시작했다. MMR 접종에는 홍역(measles), 볼거리(mump), 풍진(rubella) 접종이 포함된다. 2002년에는 염증성 장 질환과 자폐증이 같이 있는 환자의 장 조직에서 홍역 바이러스가 발견되었다는 보고[2]가 뒤따르면서 전 세계적으로 MMR 접종률이 유의미한 수준으로 하락하기도 했다. 이외에도 티메로살(thimerosal)과 같은 수은이 포함된 백신 함유 물질이 자폐증을 유발한다고 보고되기도 했다.

한편 이에 반대되는 근거도 많이 나왔는데, 자폐증이 없는 장 질환에서도 홍역 바이러스가 발견된다는 점, 미국이나 영국에서는 MMR 접종 시작 이전부터 자폐증의 유병률이 증가하기 시작했다는 점, 일본에서는 MMR 접종 중단 시기에 오히려 자폐증의 유병률이 증가했다는 점, 그리고 코호트 연구에서 MMR 접종군과 비접종군 사이에 자폐증의 유병률에 차이가 없다는 점 등이 그 근거에 해당한다. 이렇게 예방 접종과 자폐증의 관계에 대한 논란은 2000년대 내내 사람들에게 잊힐 만하면 연구 결과가 발표되거나 언론에 보도되며 논쟁이 재개되곤 했다.

미국의 유명한 방송인인 제니 매카시가 2008년에 쓴 '예방 접종이 자폐를 부른다'는 책에 예방 접종을 맞히고 난 후에 아이의 발달이 지연되거나 알고 있던 단어도 말하지 못하고 눈맞춤도 안 되는 등 퇴행이 일어난 사례가 보고되면서 예방 접종 반대 운동에 불이 붙기도 했다. 이 책은 한국에서도 2011년에 번역, 출판되었다.

2019년 현재 한국과 뉴질랜드, 이탈리아 등 세계 각지에서 홍역 환자가 발생하고 있는데 이는 예방 접종률의 저하와 관련 있을 것으로 추정된다. 세계보건기구(WHO)는 최근 전 세계적으로 홍역이 급증하는 현상에 대해 경고하며, 예방 접종 기피가 2019년 세계 건강의 10대 위협 중 하나라고 발표한 바 있다.

미국 국립의학원(Institute of Medicine) 내의 예방접종의 안전성과 부작용을 검토하는 위원회에서는 예방접종의 부작용에 대한 논쟁을 정리하기 위하여 2010년까지 출판된 12,000여 개의 논문을 검토하고 분석하여 2012년에 보고서를 발간했다[3].

먼저 예방 접종과 자폐증 간에 관련성이 있다는 논문을 조사하여 방법론적인 문제가 있는 경우 이를 지적했다. 대조군이 없는 등 역학 연구의 기본 요건을 갖추지 못한 연구를 근거에서 제외하는 등 엄격한 심사와 검토 과정을 거쳤다. 근거 수준을 확립하는 방법으로는 역학 연구를 활용한 역학 증거(epidemiologic evidence)와 임상과 생물학적 연구를 활용한 환원 증거(mechanistic evidence)를 종합하여 근거의 무게(weight of evidence)를 제시하고 이에 기반하여 최종적으로 인과론적 결론(causality conclusion)을 도출하는 방법을 사용했다.

역학 증거에서는 예방 접종과 자폐증 간에 관련성이 없다는 높은 수준의 근거를 얻었고, 환원 증거에서는 예방 접종과 자폐증 간의 관련성에 대한 근거를 찾지 못하여, 종합적으로 예방 접종과 자폐증 간의 인과 관계 가설을 기각하는 것으로 결론지었다. 즉 예방 접종이 자폐증을 일으킨다는 증거는 없다는 결론이다.

전문가들은 이렇게 논란이 되는 의학 관련 주제에 대하여 연구 하나하나를 검증하는 노력과 함께 메타분석이나 체계적 문헌 고찰 연구를 수행한다. 2014년에 예방 접종 분야의 권위 있는 학술지인 백신(Vaccine)에 예방 접종과 자폐증의 관련성에 대한 메타분석 연구 결과가 실렸다[4]. 5개 코호트 연구의 1,256,407명 아동과 5개 환자-대조군 연구의 9,920명 아동이 분석에 포함되었다. 결론적으로 MMR 접종이나 수은 성분의 백신 함유 물질이 자폐증의 발생과 관련이 없다는 분석 결과를 도출했다.

2019년에는 1999년과 2010년 사이에 덴마크에서 출생한 657,461명의 어린이를 2013년 8월까지 추적 관찰한 코호트 연구의 결과가 출판되었다[5]. 연구 기간 동안 6,517명이 자폐증으로 진단되었는데, MMR 백신을 접종한 어린이와 접종하지 않은 어린이 사이에 자폐증 발생률에 차이가 없는 것으로 관찰되었다. 또한 형제나 자매가 자폐증을 앓고 있는 자폐증 고위험군에서도 MMR 접종 후 자폐증 발생의 위험이 증가하지 않았다.

"예방 접종에 대한 오해와 불신을 바로잡고 싶어서 가치 수준이 높은 근거들을 중심으로 설명했습니다. 의학이 불고불변의 진리는 아니기에, 지금까지의 진실을 뒤집는 근거가 새로 나올 수도 있을 것입니다. 새로운 연구 결과가 나올 때, 언론에 보도되는 내용에 일희일비하지 않고 긴 호흡으로 전문가의 의견을 기다리는 신중한 자세가 필요합니다. 다시 한번 말씀드리지만, 예방접종과 자폐증의 관련성에 대해 이 정도의 근거가 확립되었으니 안심하고 소아청소년과의 예방접종지침에 따라 예방접종을 꼭 맞히기 바랍니다."

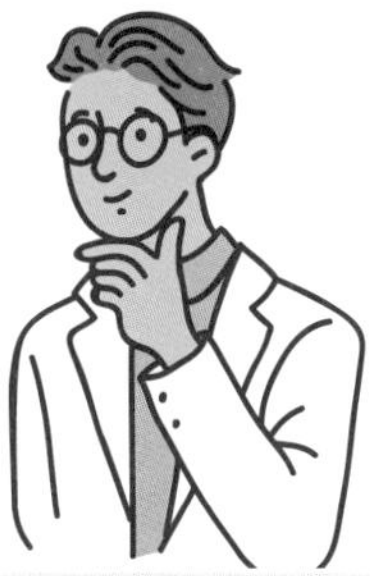

이것만은 알아두세요, 이것이 팩트

1. 예방 접종이 자폐증을 일으킨다는 증거는 없다.
2. 예방 접종을 기피하는 것은 건강을 위협하는 행위이다.

집중력 약은 중독되나요?

의사: 임상 평가와 신경심리 검사 결과를 종합할 때, 진단은 주의력결핍과잉행동장애(ADHD)입니다. 메칠페니데이트(methylphenidate, 이하 MPH) 계통의 약물로 치료를 시작하겠습니다.
부모: 약물이 중독성이 있지 않나요? 걱정이 많이 돼요. 그리고 약물치료를 한번 시작하면 끊지 못하나요?"

ADHD의 대표적인 치료제인 MPH가 중독성이 없는 안전한 약인지 부모들이 많이 걱정한다. MPH와 같은 정신자극제(stimulant)는 코카인이나 암페타민처럼 약사법에 '마약류(마약, 대마, 향정신성의약품)'로 분류되어 있기 때문에 이러한 우려는 당연할 수 있다. MPH의 약품 설명서에 미국 식품의약국(Food and Drug Administration, FDA)이 기재한 블랙박스 경고문(Black Box Warning)에는 알코올이나 약물 의존이 있었던 환자에게 투약하는 것은 주의해야 하고, 만성적으로 남용하면 내성과 심리적 의존이 생길 수 있다고 경고하고 있다.

영화에서 배우가 마약을 하는 장면을 보면 대개 분말을 코로 흡입하거나 액체를 정맥에 주사한다. 이런 투입 경로를 사용하면 체내 흡수 속도가 빠르기 때문에 중독의 위험이 더 높아진다. 반면 ADHD의 치료제로 사용하는 MPH는 모든 제형을 구강으로 복용하게 되어 있다.

MPH가 중독성이 있는 약인지 알아본 대표적인 연구를 몇 개만 소개하겠다. 이런 연구 자체를 하기가 쉽지 않아서 신뢰할만한 근거로 삼을 수 있는 연구 논문이 그렇게 많지는 않다. 1995년의 한 연구에서는 MPH와 코카인을 정맥으로 주사하며 둘이 어떻게 체내에 흡수되고 빠져나가는지를 비교했다[1]. 둘의 흡수 속도는 비슷했지만, MPH가 코카인에 비해 약물 반감기가 길어서 체내에서 천천히 빠져나갔고, 이는 MPH가 코카인만큼의 다행감이나 흥분감을 가져오지 못하는 데 영향을 미쳤다. 정맥으로 주사한 MPH는 코카인에 비해 중독성이 낮다는 결론이다.

“MPH가 중독성이 없다는 것은 아니지 않으냐?”라고 반문할 수 있는데, 이는 실험이니까 가능한 것이다. 현실에서는 MPH를 정맥 주사할 일은 없으니 걱정하지 않아도 된다.

1999년에서 2002년 사이에 이루어진 몇 개의 연구에서는 MPH 정맥 주사와 구강 복용을 비교했다[2]. 구강으로 복용한 MPH는 정맥으로 주사한 것에 비해 체내에 서서히 흡수되고 천천히 빠져나가면서 중독성 약물이 유발하는 다행감이나 흥분감을 일으키지 않는 것으로 관찰되었다

(그림). ADHD의 치료제인 MPH는 모두 먹는 약이기 때문에 중독의 위험은 매우 낮다는 뜻이다.

마지막으로 2006년의 한 연구에서는 MPH 중 약물 작용 시간이 긴 지속성 제제와 작용 시간이 짧은 속효성 제제를 비교했는데[3], 속효성 제제에 비해 체내에서 서서히 유리되고 흡수되면서 작용하는 지속성 제제의 제형 특성이 약물 남용이나 중독의 가능성을 낮출 수 있다고 보았다.

이상 몇 가지 연구로 집중력 약의 중독성 여부를 알아보았는데, 연구 결과를 모든 개인에게 적용할 수 있는 것은 아니다. 약물에 대한 반응에는 얼마든지 개인차가 있을 수 있기 때문에 집중력 약의 중독성은 '없다'라고 단정 짓지는 않겠다. 하지만 ADHD 치료제로 사용되는 '먹는' 약들은 중독될 위험이 매우 낮은 안전한 약물이라고 자신 있게 말할 수 있다.

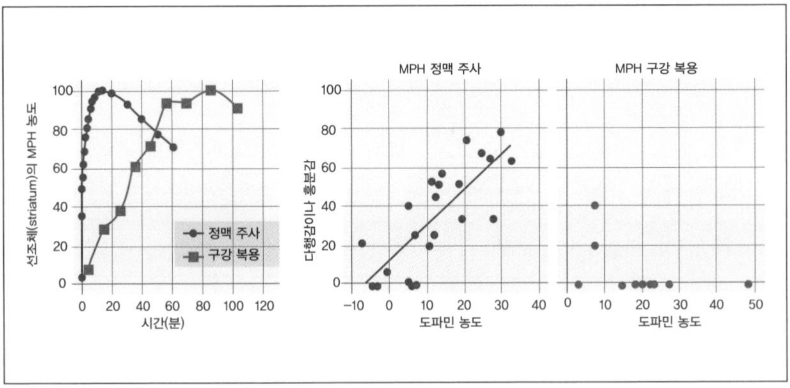

"ADHD로 진단받은 소아청소년이 약물치료가 필요하다고 판단한 의사가 처방한 MPH를 복용 지침에 따라 제대로 복용한다면, 중독의 위험성은 지극히 낮다고 말씀드립니다. 소아정신과 의사가 ADHD 약물 치료가 필요하다고 하면, 너무 걱정하지 말고 의사의 설명과 처방에 따르기 바랍니다."

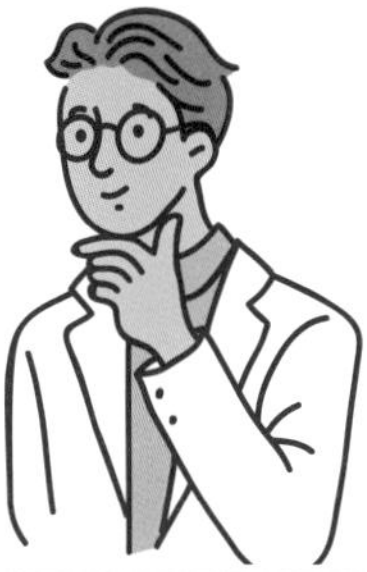

이것만은 알아두세요, 이것이 팩트

1. ADHD의 치료제인 MPH는 중독의 위험이 매우 낮다.
2. MPH 중 가장 많이 사용되는 지속성 제제는 더더욱 안전한 약물이다.

항우울제는 자살 위험을 높이나요?

아이는 시무룩하게 앉아 있다. "얘야, 지금 기분은 어떠니?" 아이는 잠깐 의사를 쳐다보는 듯하더니 이내 고개를 숙인다. 검사 결과 아이는 항우울제 치료가 필요한 수준이다. 부모에게 진단을 말해야 하는데, 마음이 무겁다. 아이 아빠가 아이를 데리고 진료실 밖으로 나간다. 아이가 문을 빠져나가자 엄마가 초조한 듯 묻는다.

엄마: 선생님, 우울증 평가 결과가 어떻게 나왔나요? 어떤 치료를 해야 하나요?

의사: 우울증 평가 결과 항우울제 치료가 필요한 수준으로 우울 증상이 있어요. 우울증 약을 처방해야겠습니다.

엄마: 약을 먹으면 괜찮을까요? 소아청소년기에 우울증 약을 먹으면 자살 위험이 높아진다는 게 맞나요?

소아청소년 5명 중 1명은 성인이 될 때까지 최소 1번 이상 우울증에 걸린다. 제때 치료받지 않으면 학교 부적응, 학업 부진, 게임 중독, 청소년 비행, 약물 남용 등의 부작용이 생길 수 있다. 우울증이 항우울제 치료가 필요한 수준이라고 판단되면 의사는 환자와 부모에게 설명하고 항우울제를 처방한다.

잊을 만하면 소아청소년에게 항우울제를 사용하면 위험하다는 연구 결과와 언론 보도가 심심치 않게 나온다. 최근 이 논쟁에 불이 붙기 시작한 것은, 2004년에 미국의 식품의약국(FDA)이 선택적 세로토닌 재흡수 차단제(Selective Serotonin Reuptake Inhibitor, SSRI)로 대표되는 항우울제의 약품 설명서에 블랙박스 경고문(Black Box Warning)을 기재하기로 결정하면서부터이다. 블랙박스 경고문은 의약품이 야기할 수 있는 심각한 부작용과 관련한 가장 강력한 주의 조치이다.

2004년의 항우울제 블랙박스 경고문의 문구는 다음과 같았다.

'항우울제는 우울증이 있는 어린이와 청소년에서 자살 생각과 행동의 위험을 높인다.'

이 근거가 된 연구 결과는 항우울제 치료 연구 24개의 4,400여 명 환자를 대상으로 시행한 메타분석이었다[1]. 항우울제 치료 시 첫 몇 개월 동안 자살 생각이나 행동이 발생하는 비율이 4%로 위약(placebo)을 투여했을 때의 2%에 비해 2배가 높은 것으로 분석되었다. 하지만 자살로 사망한 사례는 없었다.

소아정신과 의사를 비롯한 전문가들은 그 당시 이 FDA의 경고문 때문에 우울증 환자들이 치료받기를 더 꺼리고, 의사들도 항우울제 처방을 주저하지 않을까 걱정했다. 이 우려는 현실화되어 실제로 미국과 캐나다, 네덜란드에서는 FDA의 경고문 이후 항우울제 처방과 우울증의 진단율이 감소하고 자살률이 증가했다고 보고되기도 했다. 이 현상에 대해서는 인과 관계가 분명하지 않다는 반론도 있다.

한편 2004년 연구의 분석 방법과 결론에 이의를 제기한 연구자들이 같은 자료와 3개의 연구를 추가하여 총 27개 항우울제 치료 연구를 재분석한 새로운 메타분석 연구 결과가 2007년에 나왔다[2]. 앞선 연구가 항우울제의 이점을 평가절하하고 위험에만 무게를 두었다는 비판을 받았기에, 이 연구에서는 항우울제의 치료 효과와 부작용을 분석하여 위험과 이익을 비교하는 데 초점을 맞추었다. 새롭게 분석된 결과는 다음과 같다.

첫째, 개별 연구의 다양성을 감안한 자살 위험의 재분석에서 자살 생각이나 행동이 발생하는 비율이 항우울제 치료에서 3%, 위약 투여에서 2%로 2004년의 연구에 비해 위험 비율의 차이가 감소했고 통계적으로 유의한 차이를 보이지 않는 것으로 나타났다.

둘째, 항우울제 치료 후 발생한 자살 생각과 행동 중 대부분은 자살 시도를 포함한 자살 행동보다는 자살 생각이었다. 자살을 생각하는 것 자체도 걱정되는 일이기는 하지만 자살을 시도하는 것보다는 위험성이 낮다고 할 수 있겠다.

셋째, 항우울제 치료 효과가 있었던 비율은 61%로 위약 투여의 50%와 비교했을 때 치료 효과의 크기가 큰 수준으로 나타났다. 소아청소년에서 항우울제의 치료 효과는 분명히 있다는 뜻이다.

결론적으로 항우울제 치료의 위험에 주의해야 하는 것은 분명하지만, 항우울제 치료로 얻을 수 있는 이익이 명백하기에, 위험과 이익 사이를 잘 저울질하면서 치료를 해야 한다는 것이 이 연구의 주장이었다.

이와 같은 연구와 논의에 근거하여 FDA에서는 2007년에 항우울제 블랙박스 경고문을 다음과 같이 수정했다.

'항우울제는 어린이와 청소년, 젊은 성인(18-24세) 우울증의 단기 연구에서 위약과 비교했을 때 자살 사고와 행동의 위험을 높였다.'

2004년과 2007년 경고문의 차이를 살펴보면, 먼저 2004년의 현재형 문장이 2007년에는 과거형으로 바뀐 것이 눈에 띈다. 위험 연령군에 24세 이하의 젊은 성인이 포함되었고, 항우울제와 자살 위험의 관련성은 단기 연구에 국한되는 것으로 기술했다. 그리고 우울증 자체가 자살 위험의 증가와 관련이 있다는 문장을 삽입했다. 객관적인 근거 자료를 구체적으로 기술함으로써 경고문의 문구를 보완한 셈이다.

소아청소년에서 항우울제 치료 시 자살 생각의 위험은 높아지는 게 맞다. 하지만 자살 시도의 위험은 높이지 않는다는 것이 현재까지의 결론이다. 자살 시도의 위험은 높이지 않으니 안심하고 복용해도 된다는 말을 하고 싶지는 않다. 자살 생각의 위험을 높이는 것은 인정하되 항우울제 치료의 득실을 생각하여 치료가 필요한 경우에는 부작용을 세밀히 관찰하면서 약물의 효과를 극대화시킬 수 있도록 치료해야 한다는 것이 전문가들의 생각이다. 자살 생각이나 행동은 항우울제 치료 시작 후 3-5주 사이에 대부분 나타나므로, 치료를 시작하고 첫 한 달 정도 약물의 효과와 부작용을 주의 깊게 모니터링하면서 치료하면 자살의 위험을 예방할 수 있다.

"소아청소년 우울증의 항우울제 치료와 자살 위험에 대한 논쟁은 아직 끝나지 않았습니다. 이 문제에 대해 소아정신과 의사들은 새로운 근거가 나오는지 계속 모니터링을 하겠습니다. 그리고 환자와 가족에게 치료의 위험과 이익에 대해 신뢰할만한 정보에 근거하여 계속해서 알려나갈 것입니다."

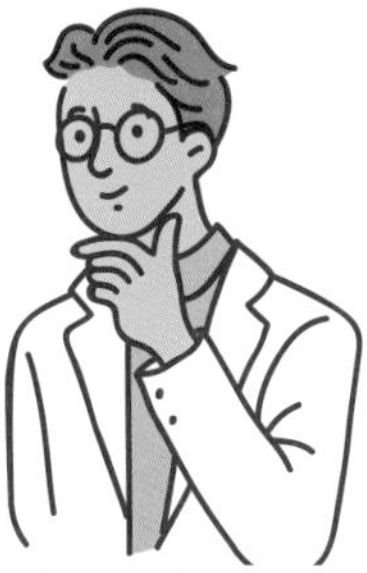

이것만은 알아두세요, 이것이 팩트

1. 소아청소년의 항우울제 치료 시 자살 생각의 위험은 높아지지만 자살 행동의 위험은 높아지지 않는다.
2. 소아청소년의 항우울제 치료 효과는 분명하며 특히 치료 시작 후 첫 한 달 동안 효과와 부작용을 주의 깊게 관찰해야 한다.

뇌의 균형을 바로잡을 수 있나요?

주의력결핍과잉행동장애(ADHD)나 자폐스펙트럼장애, 틱 장애 등 아동 청소년기에 발생하는 정신질환의 원인을 인터넷에서 찾아보다 보면 '뇌의 불균형에 의해 질환이 생겼다.'라는 설명을 자주 볼 수 있다. 좌뇌와 우뇌가 균형적으로 잘 발달해야 하는데 한쪽의 기능이 떨어지면 특정 질환의 증상들이 나타나고 이 불균형을 개선시켜 주어야 질환이 치료가 된다는 것이다. 과연 뇌의 불균형으로 아동청소년기에 발생하는 여러 정신 질환의 발병 원인을 설명할 수 있을까? 뇌의 불균형을 개선시킨다고 광고하는 여러 가지 치료는 실제로 불균형을 개선시키는 효과가 있는 것일까?

사람의 뇌는 약 10^{11} 개의 신경 세포로 구성되어 있다. 뇌는 태아 상태에서부터 신경세포의 수가 늘어나기 시작하여 뇌 내 필요한 위치로 이동하고 신경끼리 연결하는 시냅스를 형성하는데 출생 이후로도 이 과정은 지속된다. 뇌 발달 과정의 결과로 신경 회로들이 형성되고 뇌의 특정 부위의 기능은 신경 회로 활동의 결과로 나타난다. 구조적으로 좌뇌 반구와 우뇌 반구로 구성된 뇌는 기능이 특화되어 있다. 반구의 비대칭성은 임신 26주 차부터 나타나며 이러한 정상적인 비대칭성은 성인기까지 유지된다. 뇌의 발달은 초기 아동기까지 뇌의 부피가 성장하고 대뇌 피질의 두께가 늘어나는 경과를 보이다가 후기 아동기에 접어들면서 신경의 가지치기가 일어나 특정 신경들이 특정 영역에 더 집중적으로 연결되며 필요한 기능들이 강화되고 불필요한 신경들은 소멸된다. 이러한 과정 중 정상 발달을 보이는 아동청소년은 후기 아동기와 초기 청소년기를 거치면서 대뇌 피질의 두께(cortical thickness)가 점점 얇아진다. 그 순서는 뒤쪽 뇌에서 앞쪽 뇌로 진행되어 감각운동 영역이 먼저 얇아지고 생각, 판단, 주의 집중 등 고차원적 기능을 하는 전두엽과 뒤 두정엽 부위는 마지막에 이 변화가 일어난다.

나이가 들어감에 따라 부피가 늘어나는 뇌 영역도 있는데 아래 두정엽과 뒤 측두엽, 특히 왼쪽 반구에서 부피가 늘어나며 그 외 백색질(white matter) 부피도 커진다. 이러한 뇌의 발달적 변화가 나이에 따른 주의력이나 단기 암기력과 같은 작업 기억, 인지 조절, 반응 억제 등의 기능 변화를 가져온다[1].

신경발달장애 중 하나인 주의력결핍과잉행동장애에서 이러한 뇌 발달에 이상이 있음이 관찰된다. 223명의 ADHD 아동과 223명의 정상 발달 아동의 뇌의 변화를 2.8년간 추적 분석한 연구 결과를 보면 ADHD를 가진 아동의 뇌 성숙의 진행은 정상 발달 아동의 뇌 성숙 과정의 진행 경과를 유사하게 따라가기는 하지만 그 속도가 느렸다[2]. ADHD를 가지는 아동의 전체 대뇌 피질이 최고 두께에 도달하는 시기는 10.5세로 정상 발달 아동군의 평균 7.5세에 비해서는 약 3년 정도 지연되는 것으로 관찰되었다. 뇌 발달의 지연이 가장 두드러지는 부위는 전전두엽 영역으로 이곳은 주의력과 반응 조절, 운동 계획 등의 인지 과정의 조절에 중요한 역할을 한다. 218명의 ADHD 아동과 358명의 정상발달 아동의 왼쪽과 오른쪽의 뇌 피질 두께의 변화를 비교한 연구에서 정상 발달 아동에서는 오른쪽 전두엽과 왼쪽 후두엽의 피질 두께가 반대쪽 피질 두께에 비해 얇으나 성장함에 따라 반대쪽 피질 두께에 비해 더 두꺼워지는 변화가 관찰되었다. 반면 ADHD 아동에서는 성장에 따른 후두엽 피질의 변화는 정상적으로 관찰되나 전두엽 피질의 변화는 관찰되지 않았다[3]. 정상 발달을 하는 뇌에서는 성장함에 따라 오른쪽 전두엽 피질 두께가 왼쪽 전두엽 피질 두께에 비해 두꺼워지는 비대칭적 변화가 나타나는데 ADHD 아동의 뇌에서는 이러한 정상적인 비대칭성이 나타나지 않았다. 오른쪽 전두엽은 인지와 반응 조절을 담당하는 영역으로 잘 알려져 있다. 이처럼 뇌는 청소년 후반기까지 지속적으로 발달하고 변화하기 때문에 어느 한 영역의 기능 상승이나 저하로 정신 질환의 증상을 설명하기에는 한계가 있으며 ADHD 아동의 뇌는 정상 발달 아동과 비교했을 때 다양한 영역에서 발달의 이상이 나타나는 것이지 좌반구나 우반구 등 어느 한쪽 반구의 기능 이상으로 설명할 수는 없다.

그렇다면 과연 뇌의 불균형은 치료를 통해 개선될 수 있을까? ADHD 아동에 대한 치료 효과가 가장 잘 밝혀진 정신자극제(stimulant)를 사용하여 치료하는 경우를 알아보자. 정신자극제가 ADHD의 뇌에 미치는 영향에 대한 14개의 연구들을 체계적 문헌 고찰과 메타 분석한 결과를 보면 ADHD 아동에서 정신자극제를 투약했을 때, 기능적 뇌 자기공명영상(fMRI)* 검사 중 작업 기억 과제를 수행하는 동안에는 약물을 투여한 군과 투여하지 않은 군 간의 뇌 활동상 차이가 관찰되지 않았으나, 반응억제(response inhibition)와 반응 시간 구별(time discrimination) 검사에서는 약물을 투여한 군에서 인지 기능 조절에 관여하는 오른쪽 아래 전전두엽 피질(inferior prefrontal cortex: IFC)과 뇌섬(insula) 영역의 활동이 증가한다고 보고하였다[4]. 오른쪽 IFC는 인지 기능 조절의 주요 영역으로 알려져 있으며 시간 예측과 주의력 유지, 선택적 주의력의 매개 역할을 한다. 이러한 IFC나 뇌섬에 의해 매개되는 기능은 ADHD에서는 지속적인 결함을 보이는 기능이고 약물을 복용하면 이러한 기능을 매개하는 뇌 영역의 활동이 높아짐을 알 수 있다.

정신자극제 약물 치료가 뇌의 구조에 미치는 영향을 알아본 연구는 많지는 않다. 한 연구에서는 8세에서 28.7세 (평균 나이 17.1세) ADHD 환자 306명과 정상 발달 대조군 184명을 대상으로 약물 치료가 피질의 두께에 미치는 영향을 측정하였다[5]. 그 결과 ADHD를 가진 아동에서 정상 발달 아동에 비해 양쪽 중앙 측두엽 피질의 두께가 얇아져 있는 것이 관찰되었으나 약물 치료에 의해 피질 두께가 정상화되는지의 변화는 밝혀내지 못하였다. 7-13세 ADHD 아동 77명과 정상 발달군 24명을 비교한 다른 연구에서는 약물 치료를 한 ADHD 아동과 정상 발달 아동에 비해 약물 치료하지 않은 ADHD 아동의 뇌섬과 중앙 측두엽 뇌이랑이 얇아져 있는 것이 관찰되었다. 약물 치료를 한 ADHD 아동이 약물 치료를 하지 않은 ADHD 아동에 비해 뇌섬의 회색질 부피와 좌측 측좌핵의 부피가 컸는데 이는 장기간의 약물 치료가 ADHD 아동에서 줄어들어 있는 뇌섬과 측좌핵의 부피를 정상화시킨 것으로 추정하였다. 뇌섬은 과제 수행 시 동기와 보상의 평가에 관여하는 것으로 알려져 있고 측좌핵은 보상 기전에 관여하는 것으로 알려져 있다[6].

ADHD의 치료 방법 중 약물 치료 이외에 효과가 있다고 광고하고 있는 여러 운동 요법, 인지 재활 훈련 등은 그 효과가 약물 치료만큼 효과적이라고 밝혀진 바가 없으며 이러한 치료 방법이 뇌의 기능과 구조에 어떤 변화를 가져오는지에 대해서는 체계적으로 연구된 바가 없다. 따라서 현재 시점에서는 이러한 치료가 뇌의 불균형이나 기능 이상을 개선시킨다고 결론 내리기는 어렵다.

글을 요약하면서 마무리하자면, 뇌는 태어나기 전부터 발달하기 시작하여 후기 청소년기까지 꾸준히 성장, 변화하고 뇌의 비대칭성은 정상적으로 관찰되며 뇌의 기능은 뇌의 다양한 영역들이 상호작용하여 나타난다. 신경발달장애의 대표적인 질환인 ADHD에서는 전반적인 뇌의 발달 지연이 관찰되며 ADHD를 뇌의 어느 한 영역의 발달 지연이나 기능 이상으로 설명하기는 어렵다. ADHD에 대해 약물 치료를 했을 때 뇌의 기능이 개선된다고 보고된 바가 있으나, 뇌의 발달 불균형을 개선시킨다고 홍보하고 있는 그 외 여러 치료법에 대해서는 과학적이고 체계적인 연구에 의해 그 효과가 입증되거나 뇌의 기능이나 구조의 변화에 대해 보고된 바가 없음을 밝혀둔다.

* **기능적 뇌 자기공명영상(functional MRI):** 뇌의 기능을 평가하기 위한 방법. 실험자에게 운동이나 감각, 인지 활동, 감정 활동 등의 검사를 시행한 뒤, 그 검사를 시행하는 동안 실험자의 뇌의 활동이 변화하는 영역을 MRI 촬영을 통해 알아내게 된다.

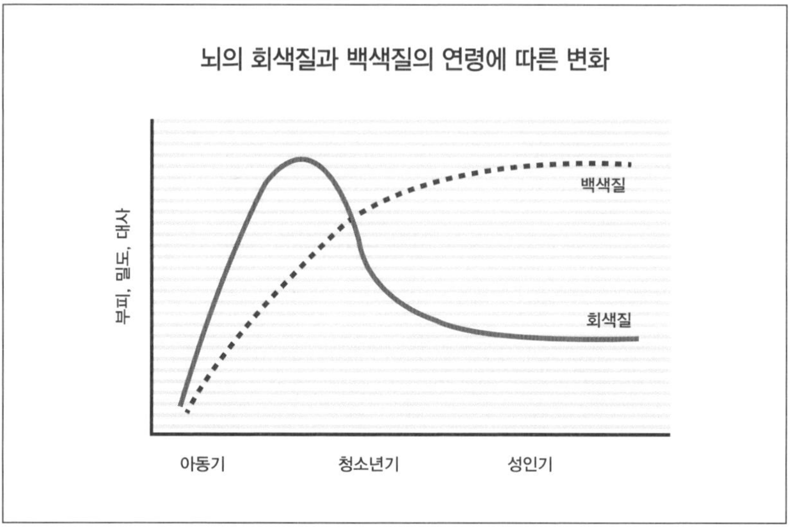
뇌의 회색질과 백색질의 연령에 따른 변화
부피, 밀도, 대사
백색질
회색질
아동기
청소년기
성인기

"뇌는 후기 청소년기까지 꾸준히 성장, 변화하고 뇌의 비대칭성은 정상적으로 관찰됩니다. 뇌의 다양한 영역들의 발달 이상이 ADHD 아동에서 관찰되며 약물 치료를 했을 때 뇌의 기능이 개선된다고 보고된 바가 있습니다. 하지만 ADHD의 치료 방법 중 여러 운동 요법, 인지 재활 훈련 등은 그 효과가 약물 치료만큼 효과적이라고 밝혀진 바가 없습니다."

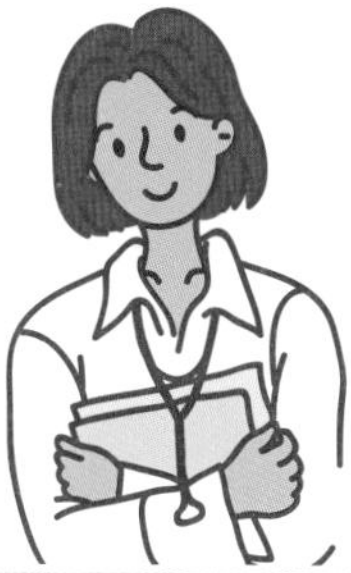

이것만은 알아두세요, 이것이 팩트

1. ADHD와 같은 신경발달장애를 단순히 뇌의 좌우 불균형으로 설명하기는 어렵다. ADHD는 뇌의 다양한 영역에서 발달의 이상이 관찰된다.
2. ADHD에 대한 다양한 치료법 중 약물치료에서만 그 치료법이 뇌의 기능과 구조에 변화를 가져오는지에 대해 연구되었다.

영양 보조제는 정신건강에 이로운가요?

근심이 가득한 얼굴로 진수를 데리고 진료실로 들어온 엄마. 진수의 진료가 끝나자 대뜸 묻는다.
"선생님, 음식이나 건강보조제 같은 것이 아이의 병에 도움이 될까요?"
"음식? 어떤 음식을 말하는 겁니까?"
"어떤 사람들은 오메가 3나 비타민 등을 먹이면 증상이 좋아진다고 하던데요?"
"영양 보조식품을 말하는 거예요?"
"네, 선생님. 인터넷에서도 그런 얘기들이 많더라고요. 한창 자랄 나이인데, 약물을 많이 복용하면 혹 뇌에 좋지 않은 영향이 갈까 걱정되기도 하고요."
"약물을 복용하고 있지만 증상이 충분히 호전되지 않거나 약물 부작용으로 인해 지속적으로 복용할 수 없는 경우에 대체 치료제를 찾는 분들이 있어요. 영양 보조제도 그런 것 중 하나이긴 합니다만, 약물치료만큼 효과적이진 못하겠죠."

엄마는 여전히 걱정이 된다. 왜 그렇지 않겠는가? 자녀가 정신질환으로 치료를 받고 있는 경우, 보호자는 아이들의 증상 호전에 도움이 될만한 영양제나 식품이 있는지 무척 궁금해하며, 자주 질문을 한다. 이에 대한 연구는 어떻게 진행되고 있는가?

8개의 유럽 국가에서 5,067명의 5-17세 아동청소년의 부모를 대상으로 설문조사를 한 연구에 따르면 ADHD로 진단받은 아동 중 약물을 복용하고 있지 않는 아동은 여러 가지 영양 보조제를 동시에 복용하는 비율이 13%이었는데 약물을 복용하고 있는 ADHD 아동에서는 여러 가지

영양 보조제를 복용하고 있지 않았다[1]. 약물을 사용하지 않는 ADHD 아동에서 다양한 영양 보조제가 치료 약제처럼 복용되고 있음을 추정할 수 있다. 주의력, 인지기능 개선 등의 다양한 효과가 있는 것처럼 광고하는 영양 보조제는 실제로 ADHD의 증상 호전에 효과가 있는 것일까?

영양 보조제 중 주목을 받는 것이 불포화 지방산(unsaturated fatty acid: UFA)이다. 불포화 지방산은 인체 내에서 합성되지 않고 음식을 통해 섭취되는데 필수 지방산인 오메가 3와 오메가 6가 여기에 해당한다. 영유아는 신경 통합과 기능을 유지하고 신경 발달을 위해 오메가 3와 오메가 6 불포화 지방산을 필요로 하며 불포화 지방산은 신경막 구성과 유동성, 기능을 유지하는데 필수적이다. 오메가 3는 알파 리놀렌산(alpha-linolenic acid: ALA), 에이코사펜타엔산(eicosapentanoic acid: EPA), 도코사헥사엔산(docosahexanoic acid: DHA) 등을 포함하며 뇌의 발달과 연관되어 있고 유리기(free radical)* 와 산화 스트레스의 억제를 통해 항염증 효과를 나타내며 세포막에서 지질 구조의 변

*유리기(free radical): 짝이 지어져 있지 않은 원자가 전자. 정상적인 세포 대사 과정이나 질병 과정, 비생체 성분에 의해 촉진되는 비정상적 반응 등에 의해 생체 시스템 내에서 생성된다. 반응성이 큰 물질로 세포 내 세균을 죽이거나 신호 전달 등의 역할을 하지만 세포에 직접적인 손상을 줄 수 있다.

화를 통해 신경전달물질을 조절하고 면역 기능을 나타낸다. 아라키돈산(arachidonic acid: AA)과 감마 리놀렌산(gamma linolenic acid: GLA)은 오메가 6 불포화 지방산이며 AA는 인체 뇌에서 가장 풍부한 오메가 6 불포화 지방산이다.

ADHD와 같이 활동이 과다한 아동에서 문제가 일어난 원인 중 하나가 필수 지방산의 부족일 것이라는 가설은 과활동성과 식품 첨가물, 방부제와의 관련성을 연구하던 중 1981년 영국에서 처음 제시되었다. 1987년 48명의 과다활동 아동을 일반 아동과 비교했을 때 과다활동 아동의 혈중 DHA, AA, 다이호모감마리놀렌산(dihomogammalinolenic acid) 등 불포화 지방산의 농도가 일반 아동의 혈중 농도에 비해 낮다는 결과가 보고되었다[2]. 이후로 시행된 여러 연구에서 ADHD 증상과 혈중 불포화 지방산의 낮은 농도가 연관성이 있음이 관찰되었고 이를 바탕으로 ADHD 치료에 오메가 3의 투약이 얼마나 효과가 있는지에 대한 연구들이 이루어졌다.

정신자극제를 복용 중인 63명의 ADHD 아동에서 오메가 3 DHA (345mg/d)를 추가적으로 투약한 군과 위약(placebo) 사용군을 4개월 동안 추적 관찰한 연구에서는 두 집단 간의 ADHD 증상에는 차이가 없었으나 DHA를 투여한 군에서 혈장 인지질의 DHA 농도가 2.6배 더 높게 관찰되었다. 효과는 없지만 지질 수치가 증가한 것이다. 정신자극제를 복용하지 않는 162명의 ADHD 아동에서 오메가 3(DHA 와 EPA) 투약군과 위약 사용군을 3개월 동안 관찰한 연구에서도 두 군 간의 ADHD 증상 변화에 의미 있는 차이가 나타나지 않아 효과가 없는 것으로 보고되었다.

반면에 오메가 3가 효과가 있다는 연구들도 있었는데, 200명의 ADHD 아동을 대상으로 포스파티딜세린(phosphatidylserine) 오메가 3 투약군과 위약 사용군을 15주 동안 관찰한 연구에서는 오메가 3 투약군이 위약 사용군에 비해 교사가 평가하는 ADHD 척도에서는 의미 있는 호전이 관찰되지 않았지만 부모가 평가하는 ADHD 아동의 충동성, 초조함, 그리고 ADHD 아동의 정신 건강이나 신체 건강에 대해 부모가 염려하는 정도를 평가하는 척도에서 호전을 보였다. ADHD 아동의 특성에 따른 효과를 보면 과잉행동, 충동성, 기분 증상과 조절되지 않는 행동 증상을 가진 ADHD 아동에서 과잉행동 척도와 ADHD 척도 점수가 더 크게 감소하였다. 이처럼 오메가 3를 ADHD 아동에게 투여했을 때 효과가 있다고 보고된 연구들도 있는 반면 효과가 없다고 보고된 논문들도 있다.

ADHD 아동에서 오메가 3 투여가 ADHD 증상과 인지 기능 개선에 효과가 있는지 알아본 연구를 종합하여 2018년도에 체계적 문헌 고찰과 메타 분석 연구 결과가 보고되었다[3]. 오메가 3가 ADHD의 증상에 효과가 있는지에 대해서는 총 628명의 환자를 대상으로 한 8개의 연구를 분석하였는데 그 결과, 오메가 3 영양 보조제는 부모가 평가한 ADHD 증상 중 부주의 증상, 과잉행동 증상 모두에서 통계학적으로 의미 있는 호전을 보였다. 하지만 교사가 측정한 ADHD 증상에서는 의미 있는 호전이 관찰되지 않았다. 오메가 3가 ADHD 아동에서 인지기능을 향상시키는지 알아본 연구도 있는데 4개의 연구에서 주의집중력 평가 시 나타나는 누락 오류와 수행 오류 결과에 호전을 보였지만 단기 기억력이나 정보 처리 속도에는 차이가 없었다. ADHD 아동에서 오메가 3의 혈중 농도를 본 9개 연구를 분석한 결과, ADHD 아동에서는 일반 아동에 비해 DHA의 혈중 농도가 낮은 것으로 나타났지만 EPA나 AA, 총 오메가 3와 6의 수준은 집단 간 큰 차이는 없는 것으로 나타났다. 연구 참여 기준이 타 연구와 다른 스티븐스(Stevens)의 연구를 제외한 나머지 연구들을 비교 분석했을 때는 ADHD 환자에서 DHA 뿐만 아니라 EPA, AA, 오메가 3의 혈중 농도가 일반 아동에 비해 낮게 나타났으나 오메가 6의 혈중 농도는 차이가 없었다.

이상을 종합할 때, 오메가 3는 ADHD 아동에서 주의력결핍과 과잉행동, 인지기능 중 일부의 개선에 효과가 있는 것으로 보인다. 하지만 여기에서 알아두어야 할 것은 오메가 3의 효과가 아무것도 먹이지 않았을 때와 비교해서 효과가 있는 것으로 나온 결과이지, 치료 약제(정신자극제)의 효과와 비교한 결과는 아니라는 것이다.

정신자극제는 70% 의 ADHD 아동에서 임상적 호전을 가져올 수 있는 가장 효과적인 치료제이며 오메가 3가 치료 약제만큼의 효과가 있음을 보고한 연구는 없음을 밝혀둔다. 단지 아무것도 먹이지 않는 것보다는 오메가 3를 먹일 때 약간의 증상 호전을 기대할 수도 있으나 그 효과는 미미할 수 있다. 특히 아동의 ADHD 증상에 따라 효과 정도가 다양하게 나타날 수 있다. 따라서 ADHD 약물을 투약하였을 때 효과가 있고 부작용이 적은 경우에는 약물 복용을 유지하는 것을 일차적으로 추천하며 약물 효과가 부족하거나 부작용이 심하여 투약을 유지하기 어려운 경우 보조적인 요법으로 오메가 3를 투여해볼 수 있겠다.

다음은 ADHD 분야의 국제적인 석학인 러셀 바클리(Russel A. Barkeley) 박사의 책에 나오는 필수 지방산의 임상적 사용 시의 주의점이다[4].

1. 오메가 3는 비교적 안전하고 먹기 쉬우며 저렴하다는 장점이 있다.
2. 오메가 3는 기름기 있는 바다 생선을 매주 3번 이상 먹는 아동에서는 필요치 않다.
3. 1-2그램(gram)(EPA를 500mg 이상 포함) 정도는 효과적이고 안

전하다.

4. 항산화 비타민(vitamin E나 C)을 잘 섭취하고 있는지 확인이 필요한데 오메가 3는 산화하기 쉽기 때문이다.
5. 3개월 이상 먹어야 효과가 나타날 수 있다.
6. 근거 기반 치료(약물치료와 행동치료)에 반응하지 않는 아동에서 보충 요법으로 사용될 수 있다.
7. 오메가 3는 기존 치료로 효과를 보고 있는 아동에서는 추가적인 효과가 없을 수 있다.
8. 오메가 3 섭취 시에는 수은이 제거된 제품인지 확인이 필요하다.
9. 만약 오메가 3를 섭취하고 있는데 효과가 만족스럽지 않다면 오메가 6인 감마 리놀렌산(GLA)을 추가로 섭취하는 것이 도움이 될 수 있다.

"정신자극제는 70% 의 ADHD 아동에서 임상적 호전을 가져올 수 있는 가장 효과적인 치료제입니다. 오메가 3가 치료 약제만큼의 효과가 있음을 보고한 연구는 없습니다. ADHD 약물을 투약하였을 때 효과가 있고 부작용이 적은 경우에는 약물 복용을 유지하는 것을 일차적으로 추천합니다. 약물 효과가 부족하거나 부작용이 심하여 투약을 유지하기 어려운 경우 보조적인 요법으로 오메가 3를 투여해 볼 수 있겠습니다."

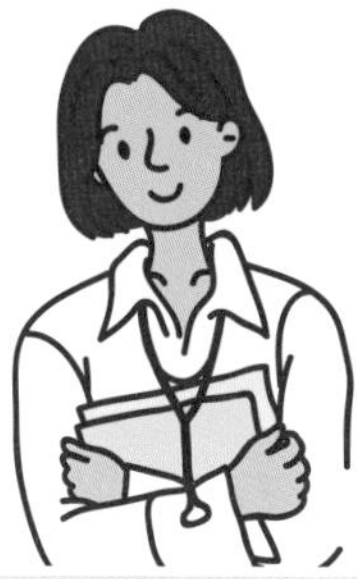

이것만은 알아두세요, 이것이 팩트

1. ADHD로 진단을 받은 아동은 일차적으로 약물 치료를 권유한다.
2. 약물 복용 시 부작용이 많아서 지속적인 복용이 어렵거나 약물의 효과가 부족하면 보조 요법으로 오메가 3를 복용해 볼 수 있겠다.
3. 기름기 있는 바다 생선을 매주 3번 이상 섭취하고 있으면 오메가 3를 먹지 않아도 된다.

게임 중독이 병인가요?

2013년, 정치권에서 인터넷게임중독 예방에 관한 법률 발의가 논의되었다. 그러자 그 필요성에 대해서 공감하는 사람들도 많았다. 반면 일각에서는 '전 세계 수십억 명이 즐기는 놀이가 과연 질병인가?'라고 반발하기도 한다. 많은 사람들이 일상적으로 즐기는 문화 콘텐츠를 질병의 범주에 넣을 수 있는지, 시대의 흐름에 따른 새로운 문화를 마약이나 도박과 같은 사회 문제로 볼 수 있는지에 대해 의문을 제기한다.

언제부터인가 게임과 관련된 사건이나 사고, 뇌에 미치는 악영향 등에 대한 정보를 언론이나 사회관계망서비스에서 쉽게 접하게 됐다. 이에 대한 문제는 없는가?

2018년 6월에 세계보건기구(WHO)는 많은 논란에도 불구하고 국제 질병 분류(ICD) 최신판인 ICD-11에 게임 장애(gaming disorder)를 포함시켰다. 게임 장애는 도박 장애와 함께 '중독 행동에 따른 장애' 범주에 포함되었다. 게임의 빈도, 시간 등을 조절할 수 없다는 점, 다른 일상 활동이나 취미보다 게임에 우선 순위를 둔다는 점, 부정적인 결과가 발생함에도 불구하고 게임을 지속하거나 오히려 더 한다는 점이 그 특징이다. 즉, WHO는 지속적인 게임 행동이 일상생활 기능에 영향을 미친다면, 질병에 포함될 수 있다는 점을 명확히 한 것이다.

ICD-11에 게임 장애가 포함되기 전 정신의학의 질병 분류에 널리 쓰이는 DSM-5에서도 인터넷 게임 장애(internet gaming disorder) 포함 여부가 많은 논란이 되었다[1]. 일부 학자들은 과도한 행동 패턴이 기능상의 뚜렷한 영향을 끼칠 수 있기에 다른 정신 질환과 동등한 지위를 가져야 한다고 주장했다. 특히 인터넷 게임은 SNS, 인터넷 도박, 포르노 등의 다른 온라인 과다 활동과는 다른 특성을 갖고 있고, 건강에 더 위험한 영향을 미친다는 점을 들어, 아직 정식 진단명에 포함되지 않았지만 앞으로 연구해야 할 필요가 있는 현상들을 따로 모은 DSM-5의 섹션(section) 3에 포함시켜 연구하고자 했다. 구체적으로 인터넷 게임이 다른 온라인 과다 활동과는 유병률(어떤 시점에 일정한 지역에서 그 지역 인구수 대비 병에 걸린 사람의 비율)이나 원인, 사용자의 특성 등이 다르며, 불충분한 수면과 식사를 하면서 수일간 게임을 한 결과 경련발작(seizure)이 발생하고 사망에까지 이르렀다는 보고들을 근거로 그 중요성을 인정한 것이다. 다만 정식 진단명에 아직 포함시키지 않은 것은 많은 논란이 있다는 점을 고려한 것으로 보인다.

일부 학자들은 게임과 같은 과도한 '행동' 패턴이 알콜 중독과 같은 '물질' 사용 장애와는 다르다고 주장한다. 특히 물질을 섭취하지 않는 '행동' 패턴인 인터넷 게임의 경우, 금단(withdrawal) 증상에 대한 논란이 많다.

> **논란**
>
> 갑자기 게임을 중단시켰을 때 보이는 짜증, 분노 등의 부정적인 감정들을 ①금단 증상으로 볼지, ②갈망(craving)으로 볼지, ③물질을 섭취하지 않았으므로 금단 증상이라는 것이 아예 없는 것은 아닌지에 대한 합의된 의견이 없는 상태이다.
> 또 다른 논란의 기준은 내성(tolerance)이다. 일반적으로 물질 사용 장애에서 내성이라 함은 같은 만족을 얻기 위해 점점 더 많은 양의 물질이 요구되는 것을 말한다. 하지만 게임에서 내성을 말할 때, 점차 많은 시간을 요하는 것인지, 아니면 좀 더 자극적인 다른 게임을 원하는 것인지 등이 아직 명확하지 않다.
> 마지막으로 게임 장애의 경우 공존 질환과의 연관성이 매우 높아, 과연 게임 장애를 독립된 질환으로 볼 수 있냐는 점이다.

2012년에 병적 인터넷 사용(pathological internet use)과 우울, 불안, 주의력결핍과잉행동장애(ADHD) 증상 등의 동반 정신병리와의 연관성을 살펴본 체계적 문헌 고찰[2]이 발표되었다. 중국, 한국, 미국, 영국 등에서 시행된 총 20개의 연구가 분석에 포함되었다. 우울 증상과의 연관성을 관찰한 연구 중 75%, 불안 증상을 관찰한 연구 중 57%에서 병적 인터넷 사용과의 의미 있는 연관성이 나타났다. 특히 ADHD 증상은 모든 연구에서 병적 인터넷 사용과 의미 있는 연관성을 보였다. 정확히 게임 장애를 연구한 것은 아니지만, 이와 같은 높은 연관성은 과연 게임 장애라는 것이 독립된 질환인지 아닌지에 대해 의문을 제기한다.

의사: 무엇이 고민이 되어 오셨습니까?
보호자: 아이가 게임을 너무 많이 해요. 처음에는 "그만하라."고 하면 이내 게임을 그만두었는데, 이제는 말을 듣지 않고, 게임에 빠져 있어요. 게임 중독이 아닌가 싶어서요.
의사: 학교는, 등교는 제시간에 합니까?
보호자: 아직까지 학교를 빠진 적은 없어요. 하지만 때때로 학원을 빠지고 PC방에 가서 게임을 하는 것을 몇 번 찾으러 다니며 데리고 왔어요.

소아정신과 진료실에서 게임을 조절할 수 없고, 게임 때문에 학업 기능이나 대인 관계에서 심각한 문제가 생기는 아동청소년을 많이 만나는 것은 사실이다. 어떻게 진단을 내려야 할까?

하지만 현재까지 게임 중독을 병으로 볼지에 대한 합의된 의견은 부재한 실정이다[3].

중독으로 정의하기 위해 필수적인 금단 증상, 내성 등의 존재 여부와 기준이 명확하지 않고, 다른 정신과적 증상과 높은 상관관계를 보인다는 점이 그 이유이다. 따라서 과도하게 게임을 하는 것을 과연 독립된 질환으로 볼 수 있을지에 대한 추가적인 연구가 필요하다.

그렇다면 지금 시점에서 무엇을 어떻게 해야 할까? 소아정신과 의사의 입장에서는 소아청소년기의 특징을 고려하는 것이 필요하다고 생각한다. 소아청소년기는 아직 두뇌 발달 과정 중에 있는 시기이므로, 충동조절, 우선순위 두기 등의 뇌 기능이 부족할 수 있다. 또한 또래 집단, 가정 문제 등의 환경 요인과 우울, 불안, 집중력 저하 등의 정신과적 증상에 따른 이차적인 결과로 게임에 빠지는 경우도 있다. 즉, 발달학적 어려움, 환경 요인, 정신과적 증상 등의 복합적인 결과물이 게임 문제일 수 있다는 것이다. 따라서 아이의 게임 문제가 심하다고 느낀다면, 그것이 병인지 아닌지 구분하는 것보다 게임 문제와 관련된 어려움이 있는지를 파악하는 것이 더 중요하겠다.

"WHO는 지속적인 게임 행동이 일상생활 기능에 영향을 미친다면, 질병에 포함될 수 있다는 점을 명확히 했습니다. 하지만 현재까지 게임 중독을 병으로 볼지에 대한 합의된 의견은 없습니다. 따라서 아이의 게임 문제가 심하다고 느낀다면, 그것이 병인지 아닌지 구분하는 것보다 게임 문제와 관련된 어려움이 있는지를 파악하는 것이 더 중요할 것입니다."

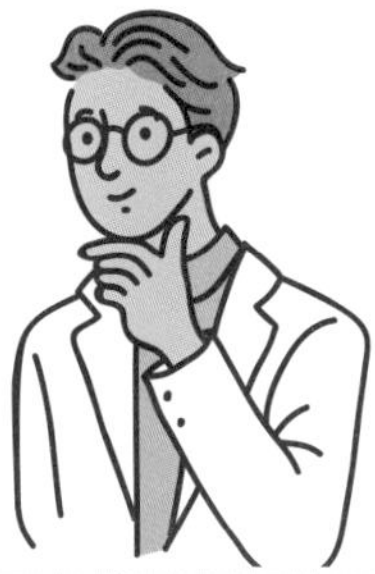

이것만은 알아두세요, 이것이 팩트

1. 현재까지 인터넷 게임 장애를 평가할 방법은 명확하지 않다. 특히 물질을 섭취하지 않는 '행동' 패턴인 인터넷 게임의 경우 내성과 금단 증상에 대한 합의된 의견이 부재하다.
2. 게임 문제가 병인지 아닌지를 구분하는 것보다 뇌 기능의 미성숙, 또래 집단이나 가정 문제 등의 환경요인, 우울, 불안, 집중력 저하 등의 정신과적 증상 등 그 기저의 어려움에 대해 파악하는 것이 더 중요하다.

DSM-5에서 제시하는 인터넷 게임장애의 진단기준

게임을 하기 위해 그리고 흔히 다른 사용자들과 함께 게임을 하기 위해 지속적이고 반복적으로 인터넷을 사용하는 행동이 임상적으로 현저한 손상이나 고통을 일으키며, 다음 중 5가지 또는 그 이상의 증상이 12개월 동안 나타난다. 1. 인터넷 게임에 대한 몰두 2. 인터넷 게임이 제지될 경우에 나타나는 금단증상 3. 내성 4. 인터넷 게임 참여를 통제하려는 시도의 실패 5. 인터넷 게임을 제외하고 이전의 취미와 오락 활동에 대한 흥미가 감소함 6. 정신사회적 문제에 대해 알고 있음에도 불구하고 과도하게 인터넷 게임을 지속함 7. 가족, 치료자 또는 타인에게 인터넷 게임 시간을 속임 8. 부정적인 기분에서 벗어나거나 이를 완화시키기 위해 인터넷 게임을 함 9. 인터넷 게임 참여로 인해 중요한 대인관계, 직업, 또는 진로 기회를 위태롭게 하거나 상실함

출처 : 보건복지부, 대한의학회

폭력적인 게임이 실제로 폭력을 유발하나요?

보호자: 선생님, 며칠 전 학부모 모임을 했는데요, 우리 애 친구가 자꾸 폭력 섞인 행동을 한다고 그 아이 엄마가 걱정을 하더라고요. 혹시 우리 아이도 영향을 받을까요?
의사: 아드님은 폭력적이거나 공격적이지 않잖아요.
보호자: 그렇긴 하지만...... 그 아이 엄마 말로는 아이가 폭력성이 있는 게임을 자주 했는데, 그 후 폭력성을 보였다고 하더라고요. 게임하는 것을 그냥 내버려 두면 현실에서도 정말 폭력을 쓰게 되나요?

소아정신과 진료실에서는 종종 자녀가 폭력적으로 변한 계기로 '게임'을 지목하는 보호자를 만난다. 때로는 특별히 공격성이나 폭력성이 문제 되지 않는 아이임에도, 폭력적인 게임을 하는 것을 내버려두면 공격적으로 변하지 않을까 우려한다.
이런 우려는 비단 진료실에서만 일어나는 일이 아니다. 언론 보도에서도 폭력적인 게임의 위험성에 대해 자주 언급하는 것을 보면, 폭력적인 게임에 대한 노출이 실제로 폭력을 유발한다는 것이 일반적인 통념으로 자리 잡은 것으로 보인다.
"아이가 그 게임을 하면서부터 폭력적으로 변한 것 같아요." 이것은 팩트일까?

미국에서는 1999년 콜럼바인 고등학교의 총기난사 사건을 계기로 게임과 폭력행위의 연관성이 사회적인 논란의 중심에 서게 되었다. 당시 총기를 난사한 고등학생이 1인칭 슈팅게임(First-Person Shooter: FPS) 전투게임 '둠'의 이용자라는 사실이 밝혀지면서 미국 언론은 폭력적인 비디오 게임을 총기 난사 사건의 원인으로 지목하여 뜨거운 논란이 일었다. 이후 총기 난사 사건이 발발할 때마다 미디어 폭력에 대한 이슈가 함께 수면 위로 부상했다. 최근에는 2017년 8월 플로리다에서 열린 비디오 게임 대회에서 게임에서 패배한 게이머가 총기를 난사한 사건이 발생한 후 트럼프 대통령이 이 사건의 원인으로 게임의 폭력성을 지목하면서 다시 한번 논란의 정점에 섰다. 특히 미국에서는 총기 폭력의 예방으로 게임을 포함한 미디어 폭력에 대한 규제가 필요할지에 대한 이슈가, 총기 규제 이슈와 맞물리며 논란은 더욱 과열되고 있다.

우리나라에서도 2014년 군대 내에서 12명의 사상자를 낸 '임 병장 총기난사 사건'이 발발했다. 당시에 임 병장이 입대 전 FPS 게임에 빠져있었다는 관계자의 발언이 나오며 논란이 되었다. 그러나 조사가 진행되며 결국 개인의 정서적 취약성과 부대 내 따돌림 문제가 더 중요한 원인으로 밝혀졌다. 이러한 사회적 논란과 함께, 학계에서도 게임과 폭력성과의 연관성에 관련된 수많은 연구들이 이루어졌다. 하지만 결론부터 말하자면 연구마다 상이한 결과들이 나와 뚜렷한 합의에 도달하지 못한 상태이다. 폭력적인 게임이 여러 방식으로 공격성과 폭력성을 조장한다는 주장 측에 선 대표적인 학자는 미국의 심리학자 앤더슨(Anderson) 교수이다[1]. 이들은 기존의 심리 실험 연구 결과들을 바탕으로 '일반공격모델

(General Aggression Model)'을 통해 게임이 폭력성을 유발하는 과정을 설명하였다. 이에 따르면 폭력적 게임은 단기적으로는 사람들의 공격적 사고와 정서를 점화(priming)시키는 효과가 있으며, 장기적으로 폭력적인 게임에 반복 노출되면 공격적 인지편향(aggressive perceptual bias: 중립적 자극을 공격적인 의도로 해석하는 경향), 공격적 기대편향(aggressive expectation bias: 갈등 상황에서 상대가 공격적인 행동을 보일 것이라 예측하는 경향), 폭력에 대한 둔감화(aggression desensitization: 폭력에 대한 정서적 민감도가 떨어짐)를 학습하게 되고 결국 공격적인 성격을 형성한다는 것이다. 후에 이 연구진은 폭력적인 게임과 공격성의 연관성에 대한 여러 연구들을 함께 분석한 메타분석 논문을 발표하였고, 폭력적 게임에의 노출이 공격적·폭력적 행동에 대한 명백한 위험요인이라는 주장에 더 힘을 실었다[2].

하지만 게임과 폭력성을 연관 짓는 것에 대해 반대하는 입장도 있다. 미국의 사회심리학자인 퍼거슨(Ferguson) 교수가 대표적인데, 이들 또한 탄탄한 근거들을 제시한다[3]. 이들은 첫째, 기존의 심리 실험 연구에서 인위적으로 설정한 '공격성'의 지표를 실제 상황의 폭력으로 일반화시키는데 우려를 표한다. 실험 연구 설계에서는 '음식에 매운 양념을 넣기', '시끄러운 소음을 들려주기' 정도의 경미한 공격성을 공격적인 행동의 지표로 삼는데, 어떤 사람이 이러한 소소한 공격성을 보인다고 해서 심각한 폭력이나 범죄행위를 저지를 가능성이 높다고 해석하는 것은 위험하다는 것이다. 실험 연구에서 피험자가 실제 심각한 폭력 행위를 더 많이 보이는지 확인할 수 있게 설계하는 것은 윤리적으로 애초에 불가능하다. 둘째, 폭력적인 게임 이용과 폭력 행위의 연관성을 보고한 역학 연구들에 대해서는 게임보다 더 중요한 제3의 교란 변인, 즉 연구 대상자의 우울, 충동성 등의 정신병리, 과거의 학대 혹은 실제 폭력에 대한 노출 경험, 사회경제적 수준 등의 중요한 요인들을 제대로 통제하지 못했기 때문에 연구 결과들의 해석에 주의해야 한다고 반박하였다. 셋째, 메타분석의 결과에 대해서는 '출간 편향(publication bias)'의 문제가 있다고 비판한다. 원래 학술지에는 효과가 '있다'는 논문이 주로 실리기 때문에, 효과가 '없다'고 보고하는 논문은 분석에 포함되지 못했다는 것이다. 또한 퍼거슨 교수는 폭력적 게임이 유행한 시기에 오히려 폭력 범죄가 감소했다는 등의 자료를 들어 앞선 연구들을 반박하였다[4].

이러한 학계의 쟁점은 2011년에 미국에서 법적 쟁점으로 이어졌다. 캘리포니아에서 2011년에 폭력적인 비디오 게임에 대한 제한 조치를 내린 것에 대해, 미국 엔터테인먼트유통협회에서 캘리포니아 주지사 아놀드 슈왈제네거를 상대로 소송을 냈다. 당시 대법원에서는 비디오 게임의 폭력성이 실제 폭력을 유발한다는 과학적 근거가 불충분하다고 결론을 내리고, 이러한 상태에서 게임에 대한 제한 조치는 미국 수정헌법 제1조인 '의회는 표현의 자유, 출판의 자유를 제한하는 어떤 법률도 제정할 수 없다.'를 위반하기 때문에 영구적으로 그 법률의 집행을 금지한다고 판결하였다.

이후 지금까지 학계에서는 폭력적인 게임과 공격성, 폭력성의 연관성을 규명하기 위한 여러 연구들이 추가적으로 발표되었으나, 여전히 결론은 나지 않은 상황이다. 현재까지의 논란과 합의된 결과를 정리하면 다음과 같다[3, 5].

논란과 합의된 결과

첫째, 폭력적인 비디오 게임에 대한 노출과 공격성 사이에 직접적인 연관성이 있다는 결과는 여러 연구들에서 일관되게 보고되고 있으나, 그 효과 크기는 작다.
둘째, 게임의 노출과 공격성 증가 사이의 연관성을 바탕으로 게임 노출이 실제 폭력 범죄로 이어지는 것으로 일반화하기에는 과학적 근거가 부족하다.
셋째, 폭력적인 게임의 노출이 공격성, 폭력성을 유발하는 데에는 이를 중재하는 다른 중요한 요인들이 다양하게 작용한다. 그런데 이러한 다양한 요인들의 개입 과정들을 간과하고 폭력 행위의 원인으로 폭력적인 게임 하나를 지목하여 단순화하는 것은 지양해야 한다.

그래도 여전히 문제는 존재한다. 당장 우리 아이들이 폭력적인 게임을 할 때 우리는 어떻게 지도해야 할까? 게임의 위험성이 높다고 강조하는 학자들도, 그리고 이를 반대하는 학자들도 모두 아이들에게 게임이라는 문화를 적절하게 조절하며 즐길 수 있도록 하는 환경의 조성과 교육을 강조한다. 연령에 맞는 게임을 하도록 하는 제한은 분명히 필요하고, 그 범위 안에서 아이들은 스스로 조절하며 하고 싶은 게임을 할 수 있는 자유도 누릴 수 있어야 할 것이다.

소아정신과 의사는 진료실에서 폭력적인 행동과 폭력적인 게임 몰입 문제를 함께 가지고 있는 아이들을 만나면, 그 아이의 기저에 있을 수 있는 우울이나 충동성과 같은 심리적 어려움을 평가하여 더 중요한 요인을 놓치지 않도록 노력해야 한다. 앞으로 학계의 연구가 쌓이면서 어떠한 결론에 도달할지는 모르지만, 어떤 경우에도 폭력 행동의 원인을 단 한 가지로 일축하여 다른 숨겨진 요인들에 대한 평가와 치료를 도외시하는 것은 피해야 할 것이다.

폭력적인 게임이 실제로 폭력을 유발하나요?

"모든 폭력 행위는 공격성에 의한 것이지만 모든 공격성이 폭력 행위로 연결되는 것은 아닙니다. 아직까지는 폭력적인 게임에 대한 노출이 실제 폭력 범죄를 유발한다는 과학적 근거는 부족합니다. 소아정신과 의사가 공격성, 폭력 행동에 대해 중재할 때에는 이러한 다양한 요인들에 대한 포괄적인 이해와 개입이 필요합니다."

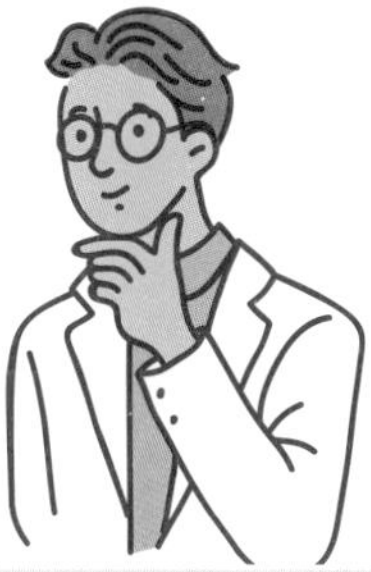

이것만은 알아두세요, 이것이 팩트

1. 폭력적인 게임에의 노출과 공격성의 증가 사이에 연관성은 있지만 그 연관성의 크기는 크지 않다.
2. 아직까지는 폭력적인 게임에 대한 노출이 실제 폭력 범죄를 유발한다는 과학적 근거는 부족하다.
3. 공격성, 폭력 행동을 유발하는 과정에는 다양한 요인들이 복합적으로 작용하며, 폭력적인 게임은 그들 중 하나의 요인에 불과하다.

자폐증에 효과적인 대체 치료가 있나요?

자폐스펙트럼장애를 치료하기 위해 많은 연구들이 진행되고 있지만, 현재까지 자폐스펙트럼장애의 주된 특성인 사회적 상호작용의 문제, 반복되는 상동행동 등을 효과적으로 치료하는 약물은 없다. 이에 지푸라기라도 잡는 심정으로 많은 보호자들이 인터넷을 검색하며 새로운 치료법이 있는지 찾는다. 소아정신과 의사들은 근거가 확립되지 않은 치료법에 대해서는 연구 결과가 쌓일 때까지 지켜보자는 신중한 입장을 보인다. 과연 자폐스펙트럼장애의 대체 치료에는 어떤 것들이 있고, 이 치료들의 효과는 증명되어 있는 것일까?

보완 통합 치료(complementary and integrative treatment)란 보완(complementary)과 통합(integrative) 의학을 통합하여 일컫는 용어이다. 미국 국립보건원의 산하 기관인 미국 국립보완통합보건센터(National Center for Complementary and Integrative Health)에 따르면 정통 서양 의학과 비주류 의학이 같이 쓰일 때, "보완"이라고 간주한다고 한다. "통합"의 정의는 다양하지만, 일반적으로 주류 의학과 보완 의학을 조화로운 방식으로 사용한다는 의미를 포함하고 있다. 현재 많은 연구자들이 의학의 다양한 영역에서 통합 치료의 효과를 연구하고 있는데, 자폐스펙트럼장애에서도 매우 활발하게 연구가 이루어지고 있다.

보완 통합 치료는 흔히 '자연적(natural)이다' 또는 '기존 의학 치료에 비해 부작용이 적다.'라는 인식이 사람들에게 널리 퍼져 있으며, 특히 기존 치료에 반응이 없거나, 약물 치료를 꺼리는 사람에게 설득력 있게 다가간다. 연구들에 따르면 자폐스펙트럼장애의 28%-95%에서 보완 통합 치료를 이용한다. 치료 내용을 보면, 비타민 보조제, 유산균, 허브 등의 자연 생산물(natural products)이 13%-54%, 특별 식이(special diet)가 17%-33%, 침술, 음악 치료, 요가 등의 심신 훈련(mind and body practice)이 25%-30%를 차지한다[1]. 미국 국립보완통합보건센터 홈페이지[2]에 제시된, 자폐스펙트럼장애에 흔히 사용되는 보완 통합 치료를 표 1에 정리해 보았다.

표 1. 자폐스펙트럼장애에서 흔히 사용되는 보완 통합 치료

자연 생산물	멜라토닌 오메가 3 유산균 제품 세크레틴 비타민 B6와 마그네슘 제독 치료
특별 식이	글루텐/카세인 제거 식이 케톤 식이
심신 훈련	침술 음악 치료
기 타	고압산소치료

그럼 과연 각 치료의 근거 수준은 어느 정도일까? 우선 자연 생산물은 약국에서 처방전 없이 쉽게 살 수 있는 것으로, 의사나 전문가의 처방이 아닌, 소비자가 먼저 찾는 제품이다. 대개 인터넷이나 기사에서 효능이 광고되고 있지만, 효과나 부작용 등은 잘 관리되지 않고 않다. 이 중 멜라토닌은 수면 문제가 있는 아이들에게 도움이 될 수 있다는 보고가 있다. 심신 훈련은 개별 혹은 집단으로 숙련된 전문가에 의해 배울 수 있는 다양한 기술이나 과정을 말한다. 심신 훈련 중 음악 치료는 사회적 상호작용, 의사소통, 행동 기술 등에 긍정적인 효과가 있다는 근거가 있다. 하지만 그 외 특별 식이, 오메가 3나 비타민 등의 보조제, 제독 치료 등

의 보완 통합 치료에 대한 근거는 부족하다. 미국 국립보완통합보건센터 홈페이지[3]에 각 치료에 대한 근거 수준이 요약되어 있는데, 그 내용은 표 2에 기술했다.

표 2. 자폐스펙트럼장애에 사용되는 보완 통합 치료의 근거 수준 요약

치료법	근거 수준
멜라토닌	자폐스펙트럼장애 아이들의 수면 문제 개선에 대한 제한적인 근거가 있음
오메가-3	현재까지 자폐스펙트럼장애의 치료에 대한 근거는 부족한 상태임
유산균 제품	현재까지 자폐스펙트럼 아동들의 행동 변화에 대한 근거는 없음
세크레틴	자폐스펙트럼 아동들에게 치료제로써의 효과는 없음
비타민 B6 와 마그네슘	현재까지 치료에 대한 근거는 부족한 상태임
제독치료	현재까지 효과성에 대한 근거는 없음. 오히려 정맥 주사 제독 치료는 저칼슘혈증, 신부전, 사망을 포함한 심각한 부작용을 유발한다는 보고가 있음.
글루텐/카세인 제거 식이	현재까지 근거는 부족한 상태임
케톤 식이	뇌전증을 동반한 아동에게 도움이 될 수 있다는 제한적인 근거가 있음
침술	현재까지 효과에 대한 결론이 나와 있지 않음
음악 치료	자폐스펙트럼 아동들의 사회성, 행동 기술에 도움이 될 수 있다는 몇몇 근거가 있음
고압산소치료	현재까지 고압산소치료가 자폐스펙트럼장애에 효과가 있다는 근거는 없음

많은 자폐스펙트럼 아이들이 보완 통합 치료를 받고 있지만, 현재까지 이에 대한 근거 수준이 높은 연구는 부족한 상태이다. 현재까지의 근거로는 수면 문제를 가진 아이들에게 멜라토닌이 도움이 될 수 있고, 사회적 상호 작용, 의사소통, 행동 기술에 음악 치료가 도움이 될 수 있다는 근거가 있을 뿐이다. 이외에 특별 식이, 오메가 3나 비타민 등의 보조제 등은 근거가 충분하지 못하다. 오히려 제독 치료나 고압산소치료의 경우 부작용이 우려되기도 한다. 다시 말해, 많은 보완 통합 치료가 전통적인 치료법을 대체할 수 있는 것처럼 선전되고 있지만 치료 효과나 안전성은 과학적으로 검증되지 않았다. 더욱이 일부에서는 보완 통합 치료만을 고집하는 경우까지 생기면서 아이들에게 꼭 필요하고 검증된 치료를 놓치기도 한다. 다만 현재까지의 근거가 부족하다고 해서 효과가 결코 없다고 볼 수는 없으므로 보완 통합 치료에 대한 적극적인 이해와 연구가 반드시 이루어져야 할 것이다. 인터넷이나 광고에 나오는 자폐스펙트럼장애의 보완 통합 치료 관련 정보는 의학적으로 검증되지 않은 경우가 대부분이므로, 보완 통합 치료를 생각해 본 보호자들은 반드시 소아정신과 의사에게 조언을 구하기 바란다.

"많은 자폐스펙트럼 아이들이 보완 통합 치료를 받고 있지만, 현재까지 이에 대한 근거 수준이 높은 연구는 부족합니다. 현재까지의 근거가 부족하다고 해서 효과가 결코 없다고 볼 수는 없으므로 보완 통합 치료에 대한 적극적인 이해와 연구가 반드시 이루어져야 할 것입니다. 자폐스펙트럼장애의 보완 통합 치료를 생각해 본 보호자들은 반드시 소아정신과 의사에게 조언을 구하기 바랍니다."

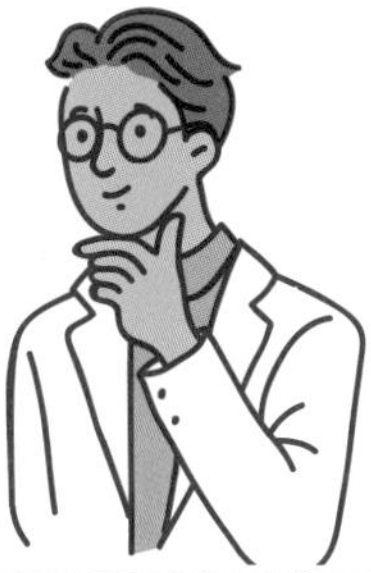

이것만은 알아두세요, 이것이 팩트

1. 자폐스펙트럼장애의 대체 치료에 대해서는 수면 문제를 가진 아이들에게 멜라토닌이 도움이 될 수 있고, 사회적 상호 작용과 의사소통, 행동 기술에 음악 치료가 도움이 될 수 있다는 근거가 있다.
2. 보완 통합 치료에 대한 맹신은 옳지 못하며, 그 근거와 효과, 안전성에 대해 전문가와 상담하기를 권한다.

참고문헌

[참고문헌]

아이 버릇 고치는 데 엉덩이 좀 때리면 안 되나요?

1. American Academy of Pediatrics. Committee on psychosocial aspects of child and family health. Guidance for effective discipline. Pediatrics 1998;101(4):723-728.
2. Sege RD, Siegel BS, AAP council on child abuse and neglect, AAP committee on psychosocial aspects of child and family health. Effective discipline to raise healthy children. Pediatrics 2018;142(6):e20183112
3. Tomoda A, Suzuki H, Rabi K, Sheu YS, Polcari A, Teicher MH. Reduced prefrontal gray matter volume in young adults exposed to harsh corporal punishment. Neuroimage 2009;47(suppl 2): T66-T71.
4. Holden GW, Williamson PA, Holland GW. Eavesdropping in the family: a pilot investigation of corporal punishment in the home. J Fam Psychol 2014;28(3):401-406.
5. Gershoff ET, Grogan-Kaylor A. Spanking and child outcomes: old controversies and new meta-analyses. J Fam Psychol 2016;30(4): 453-469.
6. 김희경. 이상한 정상 가족. 동아시아 2017.

아이는 언제부터 기억하나요?

1. Courage ML, Howe ML. Advances in early memory development research: insights about the dark side of the moon. Developmental Review 2004;24:6-32.
2. Madsen HB, Kim JH. Ontogeny of memory: an update on 40 years of work on infantile amnesia. Behavioral Brain Research 2016;298:4-14.
3. Cordon IM, Pipe ME, Sayfan L, Melinder A, Goodman GS. Memory for traumatic experiences in early childhood. Developmental Review 2004;24:101-132.

참고문헌

스마트폰, 어릴 때부터 보면 말이 늦어지나요?

1. Vandewater EA, Bickham DS, Lee JH. Time well spent? Relating television use to children's free-time activities. Pediatrics 2006;117(2):e181-191.
2. American Academy of Pediatrics, Committee on Public Education. Media education. Pediatrics 1999;104:341-343.
3. Council on Communications and Media, Brown A. Media use by children younger than 2 years. Pediatrics 2011;128:1040-1045.
4. Strasburger VC, Jordan AB, Donnerstein E. Children, adolescents, and the media: health effects. Pediatr Clin North Am 2012;59(3):533-587.

TV 는 온통 나쁘기만 할까?

1. Fisch SM, Truglio RT. G is for growing: Thirty years of research on children and Sesame Street. Routledge, 2014.
2. Linebarger DL, Walker D. Infants' and toddlers' television viewing and language outcomes. Am Behav Sci 2005;48:624-645.
3. Anderson DR, Pempek TA. Television and very young children. Am Behav Sci 2005;48:505-522.
4. Kuhl PK, Tsao FM, Liu HM. Foreign language experience in infancy: effects of short term exposure and interaction on phonetic learning. Proc Natl Acad Sci 2003;100:9096-9101.
5. Barr R, Hayne H. Developmental changes in imitation from television during infancy. Child Dev 1999;70:1067-1081.

틱이 있으면 언제까지 지켜봐도 되나요?

1. Murphy TK, Lewin AB, Storch EA, Stock S, AACAP Committee on Quality Issues. Practice parameter for the assessment and treatment of children and adolescents with tic

disorders. J Am Acad Child Adolesc Psychiatry 2013;52(12):1341-1359.
2. Cath DC, Hedderly T, Ludolph AG, Stern JS, Murphy T, Hartmann A, Czernecki V, Robertson MM, Martino D, Munchau A, Rizzo R, ESSTS Guidelines Group. European clinical guidelines for Tourette syndrome and other tic disorders. Part I: assessment. Eur Child Adolesc Psychiatry 2011;20(4):155-171.
3. Roessner V, Plessen KJ, Rothenberger A, Ludolph AG, Rizzo R, Skov L, Strand G, Stern JS, Termine C, Hoekstra PJ, ESSTS Guidelines Group. European clinical guidelines for Tourette syndrome and other tic disorders. Part II: pharmacological treatment. Eur Child Adolesc Psychiatry 2011;20(4):173-196.

자주 욱하는 아이는 분노조절장애인가요?

1. 피터 스완슨 저, 노진선 역. 죽여 마땅한 사람들. 푸른숲 2016.
2. American Psychiatric Association. Diagnostic and Statistical Manual of Mental Disorders (DSM-5). American Psychiatric Association 2013.

아빠가 양육에 동참하는게 좋나요?

1. Kroll ME, Carson C, Redshaw M, Quigley MA. Early father involvement and subsequent child behaviour at ages 3, 5 and 7 years: prospective analysis of the UK millennium cohort study. PLoS One 2016;11(9): e0162339.
2. Malmberg LE, Flouri E. The comparison and interdependence of maternal and paternal influences on young children's behavior and resilience. J Clin Child Adolesc Psychol 2011;40(3):434-444.
3. Opondo C, Redshaw M, Savage-McGlynn E, Quigley MA. Father involvement in early child-rearing and behavioural outcomes in their pre-adolescent children: evidence from the ALSPAC UK birth cohort. BMJ Open 2016;6(11):e012034.
4. Herbert SD, Harvey EA, Lugo-Candelas CI, Breaux RP. Early fathering as a predictor

of later psychosocial functioning among preschool children with behavior problems. J Abnorm Child Psychol 2013;41(5):691-703.

5. Pleck JH. Paternal involvement: revised conceptualization and theoretical linkages with child outcomes. The role of father in child development. New York: John Willey 2010.
6. Lucassen N, Tharner A, Van Ijzendoorn MH, Bakermans-Kranenburg MJ, Volling BL, Verhulst FC, Lambregtse-Van den Berg MP, Tiemeier H. The association between paternal sensitivity and infant-father attachment security: a meta-analysis of three decades of research. J Fam Psychol 2011;25(6): 986-992.
7. Roelofs J, Meesters C, Ter Huurne M, Bamelis L, Muris P. On the links between attachment style, parental rearing behaviors, and internalizing and externalizing problems in non-clinical children. J Child Fam Stud 2006;15(3):331-344.
8. Verhage ML, Schuengel C, Madigan S, Fearon RMP, Oosterman M, Cassibba R, Bakermans-Kranenburg MJ, van IJzendoorn MH. Narrowing the transmission gap: a synthesis of three decades of research on intergenerational transmission of attachment. Psychol Bull 2016;142(4):337-366.
9. Vaillant GE, Mukamal K. Successful aging. Am J Psychiatry 2001;158(6):839-847.
10. 염유식, 김경미, 이승원. 어린이 청소년 행복지수 국제비교연구. 한국방정환재단. 연세대학교 사회발전연구소 2016;12(2):53-74.
11. Flouri E, Malmberg LE. Father involvement, family poverty and adversity, and young children's behaviour in intact two-parent families. Longit Life Course Stud 2012;3(2):254-267.

아이가 말이 늦는데 병원에 가봐야 할까요?

1. Center for Disease Control and Prevention. Prevalence of autism spectrum disorder among children aged 8 years - Autism and Development Disabilities Monitoring Net-

work, 11 sites, United States, 2014. MMWR Morb Mortal Wkly Rep 2018; 67(6):1-23.
2. Bolton PF, Golding J, Emond A, Steer CD. Autism spectrum disorder and autistic traits in the Avon Longitudinal Study of Parents and Children: Precursors and early signs. J Am Acad Child Adolesc Psychiatry 2012; 51(3):249-260.
3. Zwaigenbaum L, Bauman ML, Stone WL, Yirmiya N, Estes A, Hansen RL, McPartland JC, Natowicz MR, Choueiri R, Fein D, Kasari C, Pierce K, Buie T, Carter A, Davis PA, Gran¬peesheh D, Mailloux Z, Newschaffer C, Robins D, Roley SS, Wagner S, Wetherby A. Early identification of autism spectrum disorder: recommendations for practice and research. Pediatrics 2015; 136:S10-S40
4. Center for Disease Control and Prevention. Learn the sign and act early. CDC's Developmental Milestones. https://www.cdc.gov/ncbddd/actearly/milestone

아이의 자율성을 어떻게 키워줄까요?

1. Rajendran K, Kruszewski E, Halperin JM. Parenting style influences bullying: a longitudinal study comparing children with and without behavioral problems. J Child Psychol Psychiatry 2016;57:188-195.
2. Deci EL, Ryan RM. The support of autonomy and the control of behavior. J Pers Soc Psychol 1987;53:1024-1037.
3. Garbarino J. The impact of anticipated reward upon cross-aged tutoring. J Pers Soc Psychol 1975;32:421 -428.

운동의 영향에 대한 소고 -1부 운동이 아이의 정신건강에 도움이 될까요?

1. Cooney GM, Dwan K, Greig CA, Lawlor DA, Rimer J, Waugh FR, McMurdo M. Exercise for depression. Cochrane Database Syst Rev 2013;9(9):CD004366
2. Carter T, Morres ID, Meade O, Callaghan P. The effect of exercise on depressive symptoms in adolescents: a systematic review and meta-analysis. J Am Acad Child Adolesc

Psychiatry 2016;55:580-590.

3. Carter T, Morres ID, Meade O Callaghan P. The effect of exercise on depressive symptoms in adolescents: a systematic review and meta-analysis. J Am Acad Child Adolesc Psychiatry 2016;55:580-590.
4. Liu M, Wu L, Ming Q. How does physical activity intervention improve self-esteem and self-concept in children and adolescents? Evidence from a meta-analysis. PLoS One 2015; 10: e0134804.
5. Ekeland E, Heian F, Hagen KB. Can exercise improve self esteem in children and young people? A systematic review of randomised controlled trials. Br J Sports Med 2005; 39: 792-798.
6. OECD Statistics. Adolescents (15-year-olds) who report regularly engaging in vigorous physical activity outside of school (%). 2015. https://stats.oecd.org/Index.aspx?DataSetCode=CWB.

운동의 영향에 대한 소고 -2부 운동이 아이의 인지기능에 도움이 될까요?

1. Verburgh L, Königs M, Scherder EJ, Oosterlaan J. Physical exercise and executive functions in preadolescent children, adolescents and young adults: a meta-analysis. Br J Sports Med 2014;48(12):973-979.
2. Center for Diesease Control and Prevention. The association between school based physical activity, including physical education, and academic performance. Atlanta, GA: US Department of Health and Human Services 2010.
3. Physical Activity Guidelines Advisory Committee. Report of the physical activity guidelines advisory committee, 2008. Washington (DC): U.S. Department of Health and Human Services;2008.
4. Howie EK, Pate RR. Physical activity and academic achievement in children: a historical perspective. J Sport Health Sci 2012;1: 160-169.

5. Schuch FB, Vancampfort D, Richards J, Rosenbaum S, Ward PB, Stubbs B. Exercise as a treatment for depression: a meta-analysis adjusting for publication bias. J Psychiatr Res 2016;77: 42-51.
6. World Health Organization. Global Recommendations on Physical Activity for Health. Geneva, WHO Press 2010.
7. Tremblay MS, Carson V, Chaput JP, Connor Gorber S, Dinh T, Duggan M, Faulkner G, Gray CE, Gruber R, Janson K, Janssen I, Katzmarzyk PT, Kho ME, Latimer-Cheung AE, LeBlanc C, Okely AD, Olds T, Pate RR, Phillips A, Poitras VJ, Rodenburg S, Sampson M, Saunders TJ, Stone JA, Stratton G, Weiss SK, Zehr L. Canadian 24-hour movement guidelines for children and youth: an integration of physical activity, sedentary behaviour, and sleep. Appl Physiol Nutr Metab 2016;41: S311-S327.

스마트폰 때문에 틱이 생기나요?

1. Price RA, Kidd KK, Cohen DJ, Pauls DL, Leckman JF. A twin study of Tourette syndrome. Arch Gen Psychiatry 1985;42(8):815-820.
2. Walkup JT. Epigenetic and environmental risk factors in Tourette syndrome. Adv Neurol 2001;85:273-279.
3. Horesh N, Zimmerman S, Steinberg T, Yagan H, Apter A. Is onset of Tourette syndrome influenced by life events? J Neural Transm (Vienna) 2008;115(5):787-793.
4. Conelea CA, Woods DW. The influence of contextual factors on tic expression in Tourette's syndrome: a review. J Psychosom Res 2008;65(5):487-496.
5. Wood BL, Klebba K, Gbadebo O, Lichter D, Kurlan R, Miller B. Pilot study of effect of emotional stimuli on tic severity in children with Tourette's syndrome. Mov Disord 2003;18(11):1392-1395.
6. Corbett BA, Mendoza SP, Baym CL, Bunge SA, Levine S. Examining cortisol rhythmicity and responsivity to stress in children with Tourette syndrome. Psychoneuroendocrinol-

ogy 2008;33(6):810-820.
7. Rollnik JD, Schubert M, Dengler R. Effects of a competitive stressor on motor cortex excitability: a pilot study. Stress Health 2000;16(1):49-54.
8. Findley DB, Leckman JF, Katsovich L, Lin H, Zhang H, Grantz H, Otka J, Lombroso PJ, King RA. Development of the Yale Children's Global Stress Index (YCGSI) and its application in children and adolescents with Tourette's syndrome and obsessive-compulsive disorder. J Am Acad Child Adolesc Psychiatry 2003;42(4):450-457.
9. Khan MM. Adverse effects of excessive mobile phone use. Int J Occup Med Environ Health 2008;21(4):289-293.
10. Lee SJ, Moon HJ. Effects of self-control, parent-adolescent communication, and school life satisfaction on smart-phone addiction for middle school students. Korean Journal of Human Ecology 2013;22(6):587-598.

대기오염은 어린이의 정신건강에 해로운가요?

1. Gu X, Liu Q, Deng F, Wang X, Lin H, Guo X, Wu S. Association between particulate matter air pollution and risk of depression and suicide: systematic review and meta-analysis. Br J Psychiatry 2019;215(2):456-467.
2. Roberts S, Arseneault L, Barratt B, Beevers S, Danese A, Odgers CL, Moffitt TE, Reuben A, Kelly FJ, Fisher HL. Exploration of NO2 and PM2. 5 air pollution and mental health problems using high-resolution data in London-based children from a UK longitudinal cohort study. Psychiatry Res 2019;272:8-17.
3. Chu C, Zhang H, Cui S, Han B, Zhou L, Zhang N, Su X, Niu Y, Chen W, Chen R. Ambient PM2. 5 caused depressive-like responses through Nrf2/NLRP3 signaling pathway modulating inflammation. J Hazard Mater 2019;369:180-190.
4. Suades-Gonzalez E, Gascon M, Guxens M, Sunyer J. Air pollution and neuropsychological development: a review of the latest evidence. Endocrinology. 2015;156(10):3473-

3482.
5. Rosa MJ, Pajak A, Just AC, Sheffield PE, Kloog I, Schwartz J, Coull B, Enlow MB, Baccarelli AA, Huddleston K. Prenatal exposure to PM2. 5 and birth weight: a pooled analysis from three North American longitudinal pregnancy cohort studies. Environ Int 2017;107:173-180.
6. Kabir Z, Connolly GN, Alpert HR. Secondhand smoke exposure and neurobehavioral disorders among children in the United States. Pediatrics 2011;128(2):263-270

아이의 정신질환은 더 잘 유전되나요?

1. Althoff RR, What child mental health professionals should know about genetics. IACAPAP e-textbook of child and adolescent mental health. 2015.
2. Levy F, Hay DA, McStephen M, Wood C, Waldman I. Attention-deficit hyperactivity disorder: a category or a continuum? Genetic analysis of a large-scale twin study. J Am Acad Child Adolesc Psychiatry. 1997;36(6):737-744.
3. Kim YS, Leventhal BL, Koh YJ, Fombonne E, Laska E, Lim EC, Cheon KA, Kim SJ, Kim YK, Lee H, Song DH, Grinker RR. Prevalence of autism spectrum disorders in a total population sample. Am J Psychiatry. 2011;168(9):904-912.
4. Shaw ZA, Coffey BJ. Tics and Tourette syndrome. Psychiatr Clin North Am. 2014;37(3):269-286.

아이에게 수면제를 먹여도 되나요?

1. Johnson EO, Roth T, Schultz L, Breslau N. Epidemiology of DSM-IV insomnia in adolescence: lifetime prevalence, chronicity, and an emergent gender difference. Pediatrics 2006;117(2):e247-e256.
2. Hysing M, Pallesen S, Stormark KM, Lundervold AJ, Sivertsen B. Sleep patterns and insomnia among adolescents: a population-based study. J Sleep Res 2013;22(5):549-

556.

3. Rhie S, Lee S, Chae KY. Sleep patterns and school performance of Korean adolescents assessed using a Korean version of the pediatric daytime sleepiness scale. Korean J Pediatr 2011;54(1):29-35.
4. de Zambotti M, Goldstone A, Colrain IM, Baker FC. Insomnia disorder in adolescence: diagnosis, impact, and treatment. Sleep Med Rev 2018;39:12-24.
5. Ferracioli-Oda E, Qawasmi A, Bloch MH. Meta-analysis: melatonin for the treatment of primary sleep disorders. PloS one 2013;8(5):e63773.
6. Pelayo R, Yuen K. Pediatric sleep pharmacology. Child Adolesc Psychiatr Clin N Am 2012;21(4):861-883.
7. Croxtall JD. Clonidine extended-release: in attention-deficit hyperactivity disorder. Paediatr Drugs 2011;13(5):329-336.
8. Bruni O, Alonso-Alconada D, Besag F, Biran V, Braam W, Cortese S, Moavero R, Parisi P, Smits M, Van der Heijden K, Curatolo P. Current role of melatonin in pediatric neurology: clinical recommendations. Eur J Paediatr Neurol 2015;19(2):122-133.
9. Blumer JL, Findling RL, Shih WJ, Soubrane C, Reed MD. Controlled clinical trial of zolpidem for the treatment of insomnia associated with attention-deficit/hyperactivity disorder in children 6 to 17 years of age. Pediatrics 2009;123(5):e770-e776.
10. Picchietti DL, Stevens HE. Early manifestations of restless legs syndrome in childhood and adolescence. Sleep Med 2008;9(7):770-781.
11. Mindell JA, Owens JA. A clinical guide to pediatric sleep: diagnosis and management of sleep problems. Lippincott Williams & Wilkins 2015.

주의력결핍과잉행동장애는 약물로만 치료하나요?

1. Atkinson M, Hollis C. NICE guideline: attention deficit hyperactivity disorder. Arch Dis Child Educ Pract 2010;95(1):24-27.

2. Pliszka S, Issues AWGoQ. Practice parameter for the assessment and treatment of children and adolescents with attention-deficit/hyperactivity disorder. J Am Acad Child Adolesc Psychiatry 2007;46(7):894-921.
3. Montoya A, Colom F, Ferrin M. Is psychoeducation for parents and teachers of children and adolescents with ADHD efficacious? A systematic literature review. Europ Psych 2011;26(3):166-175.
4. Rimestad ML, Lambek R, Zacher Christiansen H, Hougaard E. Short-and long-term effects of parent training for preschool children with or at risk of ADHD: a systematic review and meta-analysis. J Atten Disord 2019;23(5):423-434.
5. Furlong M, McGilloway S, Bywater T, Hutchings J, Smith SM, Donnelly M. Behavioural/cognitive-behavioural group-based parenting interventions for children age 3-12 with early onset conduct problems. Cochrane Database Syst Rev 2013;8(2):318-692.
6. Battagliese G, Caccetta M, Luppino OI, Baglioni C, Cardi V, Mancini F, Buonanno C. Cognitive-behavioral therapy for externalizing disorders: a meta-analysis of treatment effective¬ness. Behav Res Ther 2015;75:60-71.
7. Storebø OJ, Skoog M, Damm D, Thomsen PH, Simonsen E, Gluud C. Social skills training for attention deficit hyperactivity disorder (ADHD) in children aged 5 to 18 years. Cochrane Database Syst Rev 2011(12). Art. No.: CD008223. DOI: 10.1002/14651858.CD008223.pub2.
8. Hodgson K, Hutchinson AD, Denson L. Nonpharmacological treatments for ADHD: a meta-analytic review. J Atten Disord 2014;18(4):275-282.
9. Sonuga-Barke EJ, Brandeis D, Cortese S, Daley D, Ferrin M, Holtmann M, Stevenson J, Danckaerts M, van der Oord S, Döpfner M, Dittmann RW, Simonoff E, Zuddas A, Banaschewski T, Buitelaar J, Coghill D, Hollis C, Konofal E, Lecendreux M, Wong IC, Sergeant J; European ADHD Guidelines Group. Nonpharmacological interventions for ADHD: systematic review and meta-analyses of randomized controlled trials of dietary

and psychological treatments. Am J Psychiatry 2013;170(3):275–289.
10. Melby-Lervåg M, Hulme C. Is working memory training effective? A meta-analytic review. Dev Psychol 2013;49(2):270.

공부를 잘하는 방법이 있을까요?

1. 기억의 비밀. 에릭 캔델, 래리 스콰이어 공저. 해나무 2016.
2. Maguire EA, Gadian DG, Johnsrude IS, Good CD, Ashburner J, Frackowiak RS, Frith CD. Navigation-related structural change in the hippocampi of taxi drivers. Proc Natl Acad Sci 2000;97(8):4398–4403.
3. 어떻게 공부할 것인가. 헨리 뢰디거, 마크 맥대니얼, 피터 브라운 저, 와이즈베리 2014.
4. Godden DR, Baddeley AD. Context-dependent memory in two natural environments: on land and underwater. Br J Psychol 1975;66(3):325–331.
5. van Dongen EV, Kersten IH, Wagner IC, Morris RG, Fernández G. Physical exercise performed four hours after learning improves memory retention and increases hippocampal pattern similarity during retrieval. Curr Biol 2016;26(13):1722–1727.
6. Kepecs A, Uchida N, Mainen ZF. The sniff as a unit of olfactory processing. Chem Senses 2005;31(2):167–179.
7. Diekelmann S, Born J. The memory function of sleep. Nat Rev Neurosci 2010;11(2):114.

청소년은 몇 시간 자야 하나요?

1. Matricciani LA, Olds TS, Blunden S, Rigney G, Williams MT. Never enough sleep: a brief history of sleep recommendations for children. Pediatrics 2012;129(3):548–556.
2. Roberts RE, Roberts CR, Duong HT. Sleepless in adolescence: prospective data on sleep deprivation, health and functioning. J Adolesc 2009;32(5):1045–1057.
3. Fredriksen K, Rhodes J, Reddy R, Way N. Sleepless in Chicago: tracking the effects of adolescent sleep loss during the middle school years. Child Dev 2004;75(1):84–95.

4. Shochat T, Cohen-Zion M, Tzischinsky O. Functional consequences of inadequate sleep in adolescents: a systematic review. Sleep Med Rev 2014;18(1):75-87.
5. Dewald JF, Meijer AM, Oort FJ, Kerkhof GA, Bogels SM. The influence of sleep quality, sleep duration and sleepiness on school performance in children and adolescents: a meta-analytic review. Sleep Med Rev 2010;14(3):179-189.
6. Hirshkowitz M, Whiton K, Albert SM, Alessi C, Bruni O, DonCarlos L, Hazen N, Herman J, Adams Hillard PJ, Katz ES, Kheirandish-Gozal L, Neubauer DN, O'Donnell AE, Ohayon M, Peever J, Rawding R, Sachdeva RC, Setters B, Vitiello MV, Ware JC. National Sleep Foundation's updated sleep duration recommendations: final report. Sleep Health 2015;1(4):233-243.
7. Martin A, Bloch MH, Volkmar FR. Lewis's Child and Adolescent Psychiatry A Comprehensive Textbook. 5th ed. Wolters Kluwer 2017.

에너지 드링크를 마시면 성적이 오르나요?

1. Seifert SM, Schaechter JL, Hershorin ER, Lipshultz SE. Health effects of energy drinks on children, adolescents, and young adults. Pediatrics 2011; 127(3):511-528.
2. Owens JA, Mindell J, Baylor A. Effect of energy drink and caffeinated beverage consumption on sleep, mood, and performance in children and adolescents. Nutr Rev 2014;72(suppl 1):65-71.
3. Heatherley SV, Hancock KM, Rogers PJ. Psychostimulant and other effects of caffeine in 9- to 11-year-old children. J Child Psychol Psychiatry 2006;47(2):135-142.
4. Orbeta RL, Overpeck MD, Ramcharran D, Kogan MD, Ledsky R. High caffeine intake in adolescents: associations with difficulty sleeping and feeling tired in the morning. J Adolesc Health 2006;38(4):451-453.
5. Calamaro CJ, Mason TB, Ratcliffe SJ. Adolescents living the 24/7 lifestyle: effects of caffeine and technology on sleep duration and daytime functioning. Pediatrics

2009;123(6):e1005-1010.
6. James JE, Kristjánsson AL, Sigfúsdóttir ID. Adolescent substance use, sleep, and academic achievement: evidence of harm due to caffeine. J Adolesc 2011;34(4):665-673.

자살을 따라하기도 하나요?

1. 2018 청소년건강행태조사 통계_배포용(칼라).
2. 2017 아동청소년인권실태조사_블루노트통계_vol.42.
3. Stack S. The impact of fictional television films on teenage suicide, 1984-85. Soc Sci Q 1990;71(2):391-399.
4. Fu K-w, Chan C. A study of the impact of thirteen celebrity suicides on subsequent suicide rates in South Korea from 2005 to 2009. PLoS One 2013;8(1):e53870.
5. Suh S, Chang Y, Kim N. Quantitative exponential modelling of copycat suicides: association with mass media effect in South Korea. Epidemiol Psychiatr Sci 2015;24(2):150-157.
6. Ahn MH, Lee T, Sim Y, Kim SO, Hong JP. Association between media reporting and a lower suicide rate in 2012. J Korean Neuropsychiatr Assoc 2015;54(2):216-221.

죽고 싶은지 물어보면 자살 생각을 부추기나요?

1. Mathias CW, Michael Furr R, Sheftall AH, Hill-Kapturczak N, Crum P, Dougherty DM. What's the harm in asking about suicidal ideation? Suicide Life Threat Behav 2012;42(3):341-351.
2. Smith P, Poindexter E, Cukrowicz K. The effect of participating in suicide research: Does participating in a research protocol on suicide and psychiatric symptoms increase suicide ideation and attempts? Suicide Life Threat Behav 2010;40(6):535-543.
3. Bommersbach TJ, Chock MM, Geske JL, Bostwick JM. Weren't asked, didn't tell: prevalence of communication of suicidal ideation in suicide decedents during the last year

of life. Mayo Clin Proc 2018;93(6):731-738.
4. 한국형 표준자살예방교육 프로그램 청소년을 위한 보고듣고말하기. 2014.

자해는 왜 하나요?

1. Jans T, Taneli Y, Warnke A. Suicide and self-harming behaviour. IACAPAP e-textbook of child and adolescent mental health Geneva: International Association for Child and Adolescent Psychiatry and Allied Professions 2012.
2. Muehlenkamp J, Kerr P. Untangling a complex web: how non-suicidal self-injury and suicide attempts differ. Prevent Res 2010;17(1):8-11.
3. Jacobson CM, Batejan K. Comprehensive theoretical models of nonsuicidal self-injury. The Oxford Handbook of Suicide and Self-injury 2014:308-320.
4. Edmondson AJ, Brennan CA, House AO. Non-suicidal reasons for self-harm: a systematic review of self-reported accounts. J Affect Disord 2016;191:109-117.
5. Nock MK, Kessler RC. Prevalence of and risk factors for suicide attempts versus suicide gestures: analysis of the National Comorbidity Survey. J Abnorm Psychol 2006;115(3):616.
6. Klonsky ED, Muehlenkamp JJ. Self-injury: a research review for the practitioner. J Clin Psychol 2007;63(11):1045-1056.

청소년기의 동성애, 어떻게 이해해야 할까요?

1. Troiden DRR. The formation of homosexual identities. J Homosex 1989;17(1-2):43-74.
2. Hamer DH, Hu S, Magnuson VL, Hu N, Pattatucci AM. A linkage between DNA markers on the X chromosome and male sexual orientation. Science 1993;261(5119):321-327.
3. Rice G, Anderson C, Risch N, Ebers G. Male homosexuality: absence of linkage to microsatellite markers at Xq28. Science 1999;284(5414):665-667.
4. Mustanski BS, DuPree MG, Nievergelt CM, Bocklandt S, Schork NJ, Hamer DH. A

genomewide scan of male sexual orientation. Hum Genet 2005;116(4):272-278.
5. Ramagopalan SV, Dyment DA, Handunnetthi L, Rice GP, Ebers GC. A genome-wide scan of male sexual orientation. Hum Genet 2010;55(2):131.
6. Lee DY, Kim SH, Woo SY, Yoon BK, Choi D. Associations of health-risk behaviors and health cognition with sexual orientation among adolescents in school: analysis of pooled data from Korean nationwide survey from 2008 to 2012. Medicine (Baltimore) 2016;95(21):e3746. doi:10.1097/MD.0000000000003746
7. Miranda-Mendizábal A, Castellví P, Parés-Badell O, Almenara J, Alonso I, Blasco M, Cebrià A, Gabilondo A, Gili M, Lagares C, Piqueras JA, Roca M, Rodríguez-Marín J, Rodríguez-Jiménez T, Soto-Sanz V, Vilagut G, Alonso J. Sexual orientation and suicidal behaviour in adolescents and young adults: systematic review and meta-analysis. Br J Psychiatry 2017;211(2):774-787.
8. Lucassen MF, Stasiak K, Samra R, Frampton CM, Merry SN. Sexual minority youth and depressive symptoms or depressive disorder: a systematic review and meta-analysis of population-based studies. Aust N Z J Psychiatry 2017;51(8):774-787.

예방 접종은 자폐증을 일으키나요?

1. Wakefield AJ, Anthony A, Murch SH, Thomson M, Montgomery SM, Davies S, O'Leary JJ, Berelowitz M, Walker-Smith JA. Enterocolitis in children with developmental disorders. Am J Gastroenterol 2000;95:2285-2295.
2. Martin CM, Uhlmann V, Killalea A, Sheils O, O'Leary JJ. Detection of measles virus in children with ileo-colonic lymphoid nodular hyperplasia, enterocolitis and developmental disorder. Mol Psychiatry 2002;7:S47-48.
3. Institute of Medicine. Adverse effects of vaccines: evidence and causality. Washington, DC: The National Academies Press 2012.
4. Taylor LE, Swerdfeger AL, Eslick GD. Vaccines are not associated with autism:

an evidence-based meta-analysis of case-control and cohort studies. Vaccine 2014;32:3623-3629.

5. Hviid A, Hansen JV, Frisch M, Melbye M. Measles, mumps, rubella vaccination and autism: a nationwide cohort study. Ann Intern Med 2019 Mar 5.

집중력 약은 중독되나요?

1. Volkow ND, Ding YS, Fowler JS, Wang GJ, Logan J, Gatley JS, Dewey S, Ashby C, Liebermann J, Hitzemann R, et al. Is methylphenidate like cocaine? Studies on their pharmacokinetics and distribution in the human brain. Arch Gen Psychiatry 1995 Jun;52(6):456-463.
2. Volkow ND, Swanson JM. Variables that affect the clinical use and abuse of methylphenidate in the treatment of ADHD. Am J Psychiatry 2003;160:1909-1918.
3. Spencer TJ, Biederman J, Ciccone PE, Madras BK, Dougherty DD, Bonab AA, Livni E, Parasrampuria DA, Fischman AJ. PET study examining pharmacokinetics, detection and likeability, and dopamine transporter receptor occupancy of short- and long-acting oral methylphenidate. Am J Psychiatry 2006; Mar 163(3):387-395.

항우울제는 자살 위험을 높이나요?

1. Hammad TA, Laughren T, Racoosin J. Suicidality in pediatric patients treated with antidepressant drugs. Arch Gen Psychiatry 2006; Mar 63(3):332-339.
2. Bridge JA, Iyengar S, Salary CB, Barbe RP, Birmaher B, Pincus HA, Ren L, Brent DA. Clinical response and risk for reported suicidal ideation and suicide attempts in pediatric antidepressant treatment: a meta-analysis of randomized controlled trials. JAMA 2007; 297(15):1683-1696.

참고문헌

뇌의 균형을 바로잡을 수 있나요?

1. Gogtay N, Giedd JN, Lusk L, Hayashi KM, Greenstein D, Vaituzis AC, Nugent TF, 3rd, Herman DH, Clasen LS, Toga AW, Rapoport JL, Thompson PM. Dynamic mapping of human cortical development during childhood through early adulthood. Proc Natl Acad Sci USA 2004;101(21):8174-8179.
2. Shaw P, Eckstrand K, Sharp W, Blumenthal J, Lerch JP, Greenstein D, Clasen L, Evans A, Giedd J, Rapoport JL. Attention-deficit/hyperactivity disorder is characterized by a delay in cortical maturation. Proc Natl Acad Sci USA 2007;104(49):19649-19654.
3. Shaw P, Lalonde F, Lepage C, Rabin C, Eckstrand K, Sharp W, Greenstein D, Evans A, Giedd JN, Rapoport J. Development of cortical asymmetry in typically developing children and its disruption in attention-deficit/hyperactivity disorder. Arch Gen Psychiatry 2009;66(8):888-896.
4. Rubia K, Alegria AA, Cubillo AI, Smith AB, Brammer MJ, Radua J. Effects of stimulants on brain function in attention-deficit/hyperactivity disorder: a systematic review and meta-analysis. Biol Psychiatry 2014;76(8):616-628.
5. Schweren LJ, Hartman CA, Heslenfeld DJ, van der Meer D, Franke B, Oosterlaan J, Buitelaar JK, Faraone SV, Hoekstra PJ. Thinner medial temporal cortex in adolescents with attention-deficit/hyperactivity disorder and the effects of stimulants. J Am Acad Child Adolesc Psychiatry 2015;54(8):660-667.
6. Villemonteix T, De Brito SA, Kavec M, Baleriaux D, Metens T, Slama H, Baijot S, Mary A, Peigneux P, Massat I. Grey matter volumes in treatment naive vs. chronically treated children with attention deficit/hyperactivity disorder: a combined approach. Eur Neuropsychopharmacol 2015;25(8):1118-1127.

영양 보조제는 정신건강에 이로운가요?

1. Scholle O, Jilani H, Riedel O, Banaschewski T, Hadjigeorgiou C, Hunsberger M, Iguacel

I, Molnar D, Pala V, Russo P, Veidebaum T, Zaqout M, Pohlabeln H. Use of nutritional supplements in youth with medicated and unmedicated attention-deficit/hyperactivity disorder. J Child Adolesc Psychopharmacol 2019;29(1):58-65.

2. Mitchell EA, Aman MG, Turbott SH, Manku M. Clinical characteristics and serum essential fatty acid levels in hyperactive children. Clin Pediatr (Phila) 1987;26(8):406-411.
3. Chang JP, Su KP, Mondelli V, Pariante CM. Omega-3 polyunsaturated fatty acids in youths with attention deficit hyperactivity disorder: a systematic review and meta-analysis of clinical trials and biological studies. Neuropsychopharmacology 2018;43(3):534-545.
4. Barkley RA, Attention-deficit hyperactivity disorder. A handbook for diagnosis & treatment 4th ed.The Guilford Press 2014.

게임 중독이 병인가요?

1. Petry NM, Rehbein F, Gentile DA, Lemmens JS, Rumpf HJ, Mößle T, Bischof G, Tao R, Fung DS, Borges G, Auriacombe M, González Ibáñez A, Tam P, O'Brien CP. An international consensus for assessing internet gaming disorder using the new DSM-5 approach. Addiction 2014;109(9):1399-1406.
2. Carli V, Durkee T, Wasserman D, Hadlaczky G, Despalins R, Kramarz E, Wasserman C, Sarchiapone M, Hoven CW, Brunner R, Kaess M. The association between pathological internet use and comorbid psychopathology: a systematic review. Psychopathology 2013;46(1):1-13.
3. Griffiths MD, van Rooij AJ, Kardefelt-Winther D, Starcevic V, Király O, Pallesen S, Müller K, Dreier M, Carras M, Prause N, King DL, Aboujaoude E, Kuss DJ, Pontes HM, Lopez Fernandez O, Nagygyorgy K, Achab S, Billieux J, Quandt T, Carbonell X, Ferguson CJ, Hoff RA, Derevensky J, Haagsma MC, Delfabbro P, Coulson M, Hussain Z, Demetrovics Z. Working towards an international consensus on criteria for assessing internet gam-

ing disorder: a critical commentary on Petry et al. (2014). Addiction 2016;111(1):167-175.

폭력적인 게임이 실제로 폭력을 유발하나요?

1. Bushman BJ, Anderson CA. Violent video games and hostile expectations: a test of the general aggression model. Pers Soc Psychol Bull 2002; 28(12):1679-1686.
2. Anderson CA, Shibuya A, Ihori N, Swing EL, Bushman BJ, Sakamoto A, Saleem M. Violent video game effects on aggression, empathy, and prosocial behavior in Eastern and Western countries: a meta-analytic review. Psychol Bull 2010; 136(2), 151-173.
3. Ferguson C, Klisinan D, Hogg JL, Wilson J, Markey P, Przybylski A, Elson M, Ivory J, Linebarger D, Gregerson M, Farley F, Siddiqui S. Societal violence and video games: Public statements of a link are problematic. Media Psychology and Technology division of the American Psychological Association 2017; Retrieved from https://div46amplifier.com/2017/06/12/news-media-public-education-and-public-policy-committee
4. Ferguson CJ. Does movie or videogame violence predict societal violence? It depends on what you look at and when. Journal of Communication 2015; 65, 193-212.
5. Appelbaum M, Calvert S, Dodge K, Graham S, Nagayama G, Hamby S, Hedges L. Technical report on the review of the violent video game literature. American Psychological Association Task Force on Violent Media 2015; Retrieved from http://www.apa.org/pi/families/violent-media.aspx

자폐증에 효과적인 대체 치료가 있나요?

1. Levy SE, Hyman SL. Complementary and alternative medicine treatments for children with autism spectrum disorders. Child Adolesc Psychiatr Clin N Am 2015;24(1):117-143.
2. Autism Spectrum Disorder and Complementary Health Approaches: What the Science Says[Website]. (2019, Mar 16). https://nccih.nih.gov/health/providers/digest/autism-spectrum-disorder-science/

3. Autism Spectrum Disorder and Complementary Health Approaches[Website]. (2019, Mar 16). https://nccih.nih.gov/health/providers/digest/autism-spectrum-disorder/

저자 소개

김재원(Kim, Jae-Won)
서울대학교 의과대학 졸업
서울대학교 대학원 의학박사(정신과학 전공)
서울대학교어린이병원 소아정신과 전임의 수료
현 서울대학교 의과대학 정신과학교실 교수
서울대학교병원 정신건강의학과 및 소아정신과 교수

김경민(Kim, Kyoung-Min)
서울대학교 심리학과 졸업
단국대학교 의과대학 졸업
단국대학교 대학원 의학박사 수료(정신과학 전공)
서울대학교어린이병원 소아정신과 전임의 수료
현 단국대학교 의과대학 정신과학교실 교수
단국대학교병원 정신건강의학과 교수

김수연 (Kim, Soo Yeon)
부산대학교 의과대학 졸업
부산대학교 대학원 의학박사 과정(정신과학 전공)
서울대학교어린이병원 소아정신과 전임의 수료
현 부산대학교병원 정신건강의학과 교수

김준원(Kim, Jun Won)
중앙대학교 의과대학 졸업
중앙대학교 대학원 의학박사(정신과학 전공)
서울대학교어린이병원 소아정신과 전임의 수료
현 대구가톨릭대학교 의과대학 정신과학교실 교수
대구가톨릭대학교병원 정신건강의학과 및 소아정신과 교수

김혜빈(Kim, Haebin)
경희대학교 의과대학 졸업
서울대학교 대학원 의학박사 과정(정신과학 전공)
서울대학교어린이병원 소아정신과 전임의 수료
현 경희대학교병원 정신건강의학과 교수

이정(Lee, Jung)
서울대학교 의과대학 졸업
서울대학교 대학원 의학박사 수료(정신과학 전공)
서울대학교어린이병원 소아정신과 전임의 수료
현 서울대학교어린이병원 통합케어센터 교수

최재원(Choi, Jae-Won)
경상대학교 의학전문대학원 졸업
경상대학교 대학원 의학박사 수료(정신과학 전공)
서울대학교어린이병원 소아정신과 전임의 수료
현 경상대학교병원 정신건강의학과 교수

최치현(Choi, Chi-Hyun)
서울대학교 의과대학 졸업
서울대학교 대학원 의학석사 수료(임상의과학 전공)
서울대학교어린이병원 소아정신과 전임의 수료
현 서울특별시보라매병원 정신건강의학과 교수

홍순범(Hong, Soon-Beom)
서울대학교 의과대학 졸업
서울대학교 대학원 의학박사(정신과학 전공)
서울대학교어린이병원 소아정신과 전임의 수료
현 서울대학교병원 정신건강의학과 및 소아정신과 교수

저 자 김재원 Kim, Jae-Won
김경민 Kim, Kyoung-Min
김수연 Kim, Soo-Yeon
김준원 Kim, Jun-Won
김혜빈 Kim, Haebin
이 정 Lee, Jung
최재원 Choi, Jae-Won
최치현 Choi, Chi-Hyun
홍순범 Hong, Soon-Beom

팩트체크, 아이 정신건강

서울대 소아정신과 출신 교수들의 분석과 진단

초판 1쇄 발행 2019년 9월 2일
지은이 대한신경정신의학회 청소년특임위원회
발행인 권 준 수
펴낸곳 대한신경정신의학회
편집디자인 디자인투데이
주 소 서울시 서초구 서초중앙로 24길 27, 521호
전 화 02-537-6172
값 16,000원

ISBN : 979-11-967740-0-4